プライマリケアと心身医療

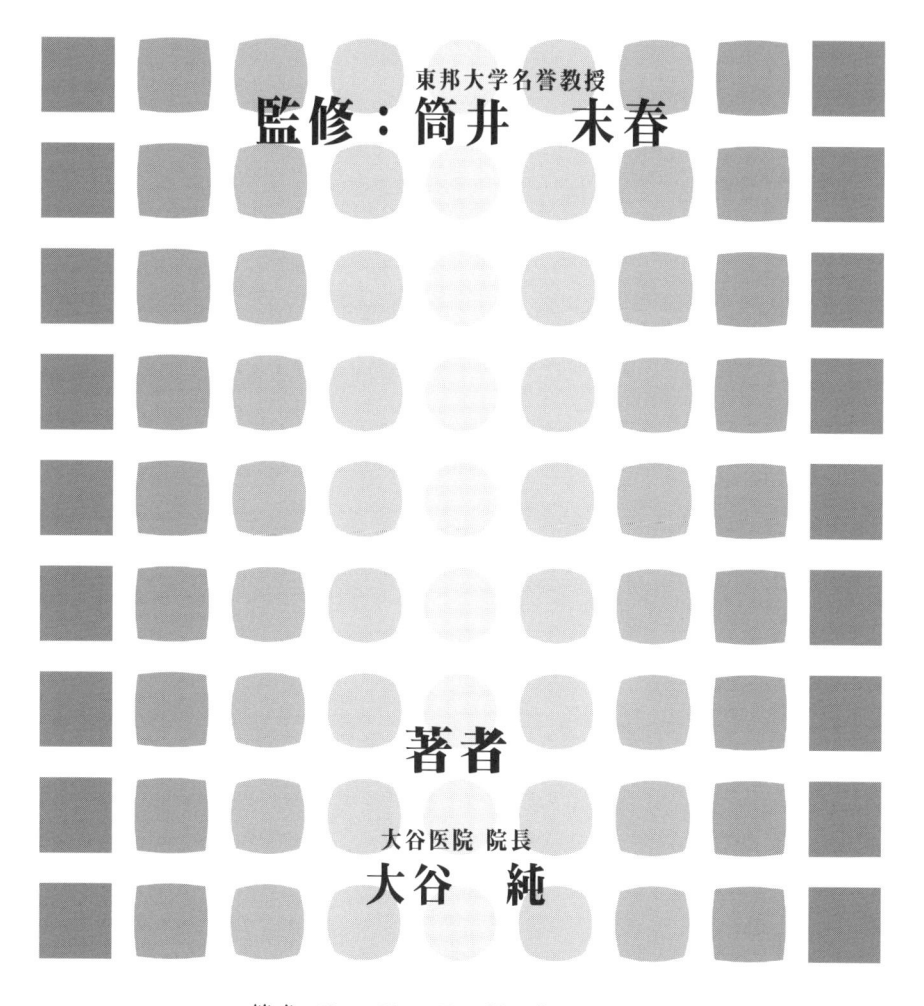

監修:<small>東邦大学名誉教授</small> 筒井 末春

著者

<small>大谷医院 院長</small>
大谷 純

株式会社 新興医学出版社

序　文

　このたび「プライマリケアと心身医療」というテーマで、東邦大学心療内科の大谷先生が新書を刊行される運びとなった。

　先生は岡山大学を卒業後、母校の内科で博士号を取得後、新天地を求めて小生が主宰していた東邦大学心療内科を志望され、心身医学の道を歩まれることになった。

　現在は東邦大学心療内科に籍を置くかたわら、郷里の鳥取県で内科を開業され、もちろん心身医学領域では日本心身医学会の認定医の資格も有し、プライマリ・フィジシャンとして活躍中であるので、まさにこのテーマで執筆するにはうってつけの人物といって良い。

　本書は先ず医療における心理的問題を最初にとりあげ、次いで心身医学理論、ライフステージの見方、心身医学的診断法、心身医学的治療技法としては一般心理療法、自律訓練法、行動療法、バイオフィードバック法、薬物療法、その他の心理療法をあげ、疾病論として心身症、うつ病についてはプライマリケアで重視すべきであるという点から、初診時の注意点、臨床類型、新しい抗うつ薬治療などについて多くの頁数を費やしている。

　またうつ病の認知モデル的理解についてもよく説明されている。

　その他うつ病と並んでパニック障害や強迫性障害についても記されていて便利である。

　さらにプライマリケアで注意すべき点として慢性疾患へのアプローチとして心理・文化・社会的側面からQOLの向上に向けて、ケアされていく方向性が強調されている。

　その際の行動医学的アプローチや他の医療保健資源との連携も含めて解説が加えられている。

　また著者が実践している在宅医療についても症例も提示され、介護に対する問題点も指摘されている。心身医学を志す臨床医はもちろんのこと、21世紀の医療の向上を目指すプライマリ・フィジシャンに欠くことのできない、幅広い視点を視野に入れた医療の実践の手のうちを心身医学の立場から明確にあらわした本書を、プライマリケアにたずさわる第一線の医師に推薦する次第である。

平成13年12月

筒井　末春
（東邦大名誉教授）

目　次

プライマリケアと心身医療

Ⅰ. 医療における心理的問題 …………………………………………3
　　1. 安全な雰囲気 ……………………………………………………3
　　2. 転移と逆転移 ……………………………………………………4
　　3. 防衛機制（ストレスへの対処反応）…………………………………4
　　4. 対象喪失 …………………………………………………………6
　　5. コンプライアンスの問題 …………………………………………7
　　6. インフォームド・コンセントとパターナリズム ……………………9
　　7. 患者との関係モデル ……………………………………………10

Ⅱ. 心身医学理論 ………………………………………………………12
A. ストレスと心身相関 …………………………………………………12
　　1. ストレスとは ……………………………………………………12
　　2. ストレスと身体的反応 ……………………………………………13
　　3. 心理・社会的ストレッサーとマネージメント ………………………16
B. 精神分析理論 ………………………………………………………17
　　1. 自律神経反応論 …………………………………………………18
　　2. 失感情症理論 ……………………………………………………18
　　3. 自我境界の障害 …………………………………………………19
　　4. 移行対象理論 ……………………………………………………19
C. 生物リズムと意識 …………………………………………………19
　　1. 生物リズムの種類と性質 …………………………………………19
　　2. 脳波と睡眠 ………………………………………………………20
　　3. 意識と催眠 ………………………………………………………22
D. 学習理論と認知 ……………………………………………………23
　　1. レスポンデント（古典的）条件づけ ………………………………24
　　2. オペラント（道具的）条件づけ …………………………………24

目 次

  3. 社会的学習理論（モデリング学習） ……………24
  4. 認知について ……………25
 E. 家族理論 ……………25

Ⅲ. ライフステージの見方 ……………27
 1. 胎児期の運動・感覚の発達と新生児期 ……………27
 2. マーラーの分離――個体化過程 ……………28
 3. ピアジェの発達理論 ……………29
 4. エリクソンのライフスタイル ……………30
 5. フロイトの性的発達論 ……………31
 6. 思春期（青年期） ……………31
 7. 中年期 ……………32
 8. 老年期 ……………34

Ⅳ. 心身医学的診断法 ……………36
 1. 問診 ……………36
 2. 心身医学的な疾患を疑うときの注意点 ……………39
 3. 心理テスト ……………40
 4. 身体機能関連検査 ……………47

Ⅴ. 心身医学的治療技法 ……………49
 A. 一般心理療法 ……………49
 B. 自律訓練法 ……………49
 C. 行動療法 ……………51
  1. 治療の実際 ……………52
  2. 主な治療技法 ……………53
 D. バイオフィードバック法 ……………56
 E. 薬物療法 ……………57
  1. 抗不安薬 ……………57
  2. 睡眠薬 ……………58
 F. その他の心理療法 ……………61

VI. 疾病論 ………………………………………………………63
A. 心身症の一つの見方 ………………………………………63
B. うつ病（うつ状態）の診療 ………………………………65
- 1. プライマリケアにおけるうつ病 ……………………………65
- 2. うつ病の頻度 …………………………………………………66
- 3. うつ病の症状 …………………………………………………66
- 4. 初診時とくに注意を要する点 ………………………………68
- 5. 心理テストについて …………………………………………71
- 6. 臨床類型 ………………………………………………………71
- 7. うつ病に慣れる ………………………………………………76
- 8. プライマリケア医が見逃してはいけないうつ病 …………77
- 9. 新しい抗うつ薬治療 …………………………………………78
- 10. SSRIとSNRIについて ………………………………………80
- 11. その他の抗うつ薬 ……………………………………………85
- 12. 老年者への抗うつ薬投与の注意点 …………………………85
- 13. うつ病の認知モデル的理解について ………………………86

C. パニック障害 …………………………………………………90
D. 強迫性障害（OCD）…………………………………………94
E. 慢性疾患へのアプローチ …………………………………96
- 1. 患者との関係とコンプライアンス …………………………97
- 2. 行動医学的アプローチの実際 ………………………………98
- 3. 他の医療、保健資源との連携 ………………………………99
- 4. 戦略選定のための演習 ………………………………………101

VII. 在宅医療 …………………………………………………106
- 1. 介護保険導入への流れ ………………………………………106
- 2. 介護保険における介護の実際の流れ ………………………106
- 3. 症例呈示 ………………………………………………………108
- 4. 考察 ……………………………………………………………110
- 5. 実地医家の立場 ………………………………………………113

はじめに

　今日の医療で，プライマリケア医と心療内科医が同じフィールドで共有しなければならない問題は多い。あるいはそれは，クリニック志向を強める精神科医にとっても，今までのように精神医療について指導をするという立場ではなく，ともに学ばなければならない事柄なのかもしれない。

　互いに連携を深めるために，何について知らなければならないのか。どんな知識が必要なのか。どんなことが問題になるのか。そして，解決のためにはどんな戦略を立てうるのか。

　そのような問いかけからはじめて，プライマリケア医と心療内科医が共有した方がよいと思える問題について触れてみた。それは，医療における心理的な構えの問題や心理的に注意を要する事柄からはじまり，ノンコンプライアンスなど医師―患者間の手続き上の問題を含みながら進む。ノンコンプライアンスは患者が一方的に持つ問題として捨て置かれるのではなく，医療，保健を含む社会のネットワークの中で，繰り返し説得しつづけなければならない問題であることも多い。それは，患者の人生をほぼおおいつくす家庭崩壊や精神的なものを含む慢性疾患や在宅医療の問題につながる。

　問題解決にあたっては行動医学的な方法を主体に述べている。もちろん，洞察的な患者理解がなければ何も始まらないわけだが，行動医学的な視点は，社会の中で患者に自分の症状について多くの気づきを与える。一方，医師の側も，社会の中で患者の症状をとらえ，患者を積極的に社会のネットワークにつなげていくべきだろうと思う。

　本書は以上のような力点を持って編んである。疾病論としては，プライマリケアの先生方が強い興味を持つうつ病，パニック障害，強迫性障害と精神的なものを含む慢性疾患へのかかわり方を中心に述べている。各臓器の心身症については本シリーズの他の著者が詳述されているのでぜひお読みいただきたい。

Ⅰ. 医療における心理的問題

1. 安全な雰囲気

　患者が医師のところにやってくるのは，親や同輩に対するのと同じこと（たとえば，なぐさめや同情）を期待してくるのではない。医学的観察に基づいた適切なアドバイスを求めてくるのである。しかし，そのとき患者が，自分の相談事を任せて安全だという感覚が持てなければ，医師―患者間の交流は非常に硬くかたよった，みのりの少ないものに終わるだろう。同情に終わらない，親身で適切なアドバイス。臨床心理学で「来談者中心療法」の提唱者であるロジャース Rogers,C.R.はカウンセラーの基本的な態度として次の3つの要件をあげているが，医療の臨床場面においても多いに参考になると思われる。

　①**共感的理解**：患者の世界を自分自身のものであるかのように感じ取ること。同時に患者の感情に巻き込まれてはならない。相手がつらい状況にいるのを知ったとき，自分も似たような経験をしたときのことを思い出して涙があふれたり，怒りたくなったりする気持ちになることがある。しかし，これは同情とは言えるかもしれないが，「共感的理解」とは異なることをわきまえるべきである。医療スタッフが同情をもとに治療を進めることは避けなければならない。

　②**治療者の持つ真実性**：治療関係において治療者が自己の感情に対してまったく自由にそれを認め受け入れること。たとえば，自分が患者に嫌われているように思える，自分が別のことに気を取られていて相手の発言をしっかり聞くことができない，など。このようなことも自分の感情の一部として感じられることが重要である。

　③**無条件の肯定的配慮**：「…だったらあなたを認めます」といった条件付きのメッセージではなく，患者のどのような感情，態度に対しても，まったく同じように理解し受け入れること。クライエントの発言のうち，治療者の価値観に合っているものには肯定的反応ができるのに，それが受け入れにくいものであった場合，無視したり否定的態度を取ることがあってはならない。

2. 転移と逆転移

　医師—患者関係では，無意識の心理的相互作用が働いている。心理・社会的な要素の大きな疾病を診るとき，医師はこのことを十分に意識しながら診療を進めなければならない。患者が医療スタッフに向ける，本人の意識しない期待や空想を転移と呼び，医療スタッフが患者に向ける感情を逆転移と呼ぶ。一般の対人関係に比べて，患者は医療スタッフに対して転移を起こしやすいとされる。転移には，医療スタッフを過度に敬愛したり，理想化する陽性転移と，逆に現実離れした過小評価，敵意などを向ける陰性転移がある。父親像を転移する場合を父親転移，母親象を転移する場合を母親転移などという。

　ときとして，医療スタッフへの転移の行動化がみられることがある。異性の治療者に対する患者の恋愛的な告白や，逆に陰性転移を向けた治療者に社会的な仕返し，暴力行為を働くことなどである。

　逆転移は，その医療スタッフのパーソナリティや対人関係のパターンとして，一般対人関係でも繰り返されるものである。これらは，医療における意図的な役割行動を支えたり，妨げたりする要因になるため，医療スタッフは，前述の「同情」と同様に，この逆転移を適切に自ら洞察しながら，診療を進めていかなければならない。

　転移，逆転移は医療スタッフ間の葛藤でもよく認められる。この点も十分留意する必要がある。

3. 防衛機制（ストレスへの対処反応）

　防衛機制という言葉はフロイト Freud, S. が最初に用い精神分析派が展開させたものだが，現在では防衛という概念は，広く人間のストレスへの対処反応としてとらえられている。

　自我は，本能的な欲求と外界の諸条件との調和を図りながら現実に適応していかなければならないが，ときには過大な負担に直面する。この際に，必ずしも適切な対応とはいえないが，目前の破綻を逃れるべく，自我はさまざまな非

常手段をとって，本能的な諸要求を制御する。これは，過大なストレスに直面して始めて現れるものではなく，日常生活でも頻繁に使われており，恒常的に使われる機制はその人の性格や行動の特徴を形成する。しかし，病的な意味合いを持つことも多く，神経症のみならず，心身の症状の形成にも多いにかかわっており，この修正が治療の主な仕事となる症例も少なくない。いずれにしても，患者の持つ防衛の方法を認識することは，医師―患者関係をよりよく保つためにも，とても大切なことである。

以下のようなものが知られる。

①抑圧：不快な出来事，それによる葛藤の全体または一部を，無意識の世界に押し込んで通常の意識の世界から忘れさせる心の働き。抑圧された欲求のはけ口が社会・文化的に高い水準の仕事（芸術・学問・スポーツなど）に転化されることを昇華という。

②逃避（退行）：困難な状況や不安・恐怖場面を逃れるために，その状況を避け，退く行動傾向。一般的には退行の形をとる。通常より明らかに子供じみた物事への対応の仕方，発達的に低い段階の思考形態への逆行がみられる。現実に直面している問題を避けるために用いられ，すべての神経症には多少ともこの機制が働いており，これを起点にさまざまに展開していくと言えなくもない。

③否認：不安に対する最も一般的な対処法ともいえる。医療場面では「そんなことはないよ」と医師の診断を受け入れようとしない場合などだが，説明を受け入れず，助言に従わないことによって，病気を持っていることを本質的に否定しようとする。非常に危険なことだが，医療者はこの防衛を力ずくで取り除こうとするのではなく，むしろその否認の裏にある不安に気づき，それが患者にどのくらいの害を与えているかを評価し，それを患者にフィードバックしながら，医師―患者関係を築いていくことが重要である。

④合理化：一見合理的で，実は自分勝手な理屈付けで自分および他人を納得させようとすることを合理化という。「時々薬を抜いてみても血圧が上がらなかったから，こんなものは飲まなくてもよい」など。しかし，「病気になったので，家族と一緒に過ごす時間が増えた」，これも使われている機制は合理化だが，医師はそれを支持することによって，治療効果を高めることができる。

⑤置き換え：対象のない不安を特定の対象の上に固定し，対象を恐怖に変えて

不安・緊張を軽減しようとすることを置き換えという。自分に不安を与える説明をする医師の変わりに看護婦に不満をぶつける場合もこの機制が使われる。
⑥**反動形成**：意識的に受け入れがたい衝動を抑圧するのみならず，それと反対の態度や行動をとることを反動形成という。
⑦**他者非難**：自分にとって受け入れがたい考えや感情を他人（たとえば医師）の考えや感情だとみなしてしまう。これは投影に近い。あるいは，自分の間違いを他人のせいにする。
⑧**自己非難**：他人の欠点を非難する代わりに，自分自身を責めること。患者が他の人に対して，怒りや攻撃を表すことができない場合，その感情は自分自身に向けられる。
⑨**代償**：自分の弱点や喪失したものを他の点で代償しようとすること。一般的には建設的な意味合いを持つことが多い。

4. 対象喪失

　最も大きなストレス反応の一つ。自分が一体感を持っていた親しい人，慣れ親しんだ環境，社会的役割や名誉，自己の所有物，臨床現場で起こる病気，手術，事故などによる身体的なものなど愛情や依存の対象を失う体験を対象喪失という。
　このストレス反応によってパニック状態になったり，持続的な悲しみもしくは抑うつ状態に陥ったりする。失われた対象との関係を整理，修復していく心理過程を悲哀（喪）の仕事 morning work という。この過程は3段階に分けられる。
①**抗議**：対象喪失を認めまいとする段階。対象が失われたことを否認し，取り戻そうとして，再び探し出して保持しつづけようとする。いわば，まだきちんと事態が把握されていない時期なので，一見取り乱した様子もなく，冷静さを保っているように見受けられることも多いが，十分な観察が必要である。
②**絶望**：抑うつ段階。対象喪失の現実を認め，対象へのあきらめが起こる。それまで失った対象との結合によって成立していた心的体制が一時的に解体し，激しい絶望と失意がおそう。かなり遷延する場合も多い。

③**離脱**：正常な悲哀の場合には，最後に心からの断念，新しい対象の発見，それとの結合に基づく新しい心的な体制の再建が起こる。

このような悲哀の仕事によって，はじめて現実の対象喪失を受容し断念することができる。この作業が正常に営まれないと，すでに失ってしまった対象に固執し，事後再適応することができない。

5. コンプライアンスの問題

ノンコンプライアンスの問題は，費用のむだ使い，医療者の労力，時間，ヘルスケア資源のむだ使いなど医療にとって大きな心理問題の一つである。

ノンコプライアンス率はさまざまな調査によって，25〜50％，40〜80％など50％前後の高率になることが多く，しかも，重症慢性の疾患ほどその率が上がるといわれる。ノンコンプライアンスの裏に潜む根源的な病理への視点を持ちながら対処していくことが重要である。

受診予約，服薬，食事などライフスタイルに関すること，などその内容は多岐にわたるが，医療にとって危険でもあり，最も重要なのは，服薬コンプライアンスの問題だろう。

服薬，投薬は最も基本的な医療行為の一つだが，適切な遂行が困難な場合がある。問題が主に患者側にあるケースと医師側にあるケースとに分かれるが，医療行為は医師－患者間の協同作業であり，医師は患者がなぜノンコンプライアンスに陥るかを十分洞察する必要がある。この問題は次の二つにまとめられる。

①**薬を過剰に信仰する場合**：さまざまな心身の不調（たとえば易疲労感，集中力の減退，不定な身体各部の痛みなどの症状）をすべて薬で制御しなければ気がすまないタイプ。これも医療に対するノンコンプライアンスの一型と考えるべきだろう。患者の心気的な訴えに対する医師側の安易な投薬も深くかかわってくる。

特にベンゾジアゼピン系薬剤の漫然とした長期投与は，精神的，身体的依存を生むので避けるべきである。この系統の薬剤は急性不安に対して優れた効力を持つので一般臨床の場でも多いに利用されてよいと思うが，強い不安発作を

Ⅰ．医療における心理的問題

繰り返すもの以外長期連用の対象にせざるを得ないケースは少ない。身体的依存の兆候は，投与量の急速な増大に留意する。患者がそれを求めるとき明らかな依存傾向が読み取れる。身体的依存は8ヵ月の服薬で約半数に出現すると言われる。したがって，連用3ヵ月になれば投薬中止のタイミングを探り，6ヵ月を越す場合には，再度病態の全体評価を行い，投薬を続けるか，薬剤の切り替えも含む中止を断行するか，慎重に検討すべきである。ただ，ほどよい量で症状がコントロールされている場合は無理な投薬中止を図る必要はない。

　心気的な訴えや多愁訴の身体表現を中心にした症状の患者は，家族や学校，会社などの社会関係での葛藤を否認したり置き換えたり病的な防衛として症状を発現している場合が少なくない。投薬による治療だけでは不十分なことを納得させながら患者の行動変容を援助する必要がある。

②**薬に対して不安感，拒絶感を持つ場合**：最初から不安感，拒絶感を口にする場合には，薬の必要性を説明することをいったん中止して患者の不安を洞察する作業から始めなければならないことも多い。服薬拒否は抗うつ薬使用に際して問題になることが多い。現在の軽症うつ病のとらえ方，治療動向（後述）を説明した上で，表現は「心のかぜぐすり」「心のビタミン剤」「気分を変える薬」などなじみやすいものでよいが，抗うつ剤を使用することを知らせた上で投与する。そのようにして，医師も患者と一緒に闘うことを宣言する。

　ただ，高血圧や高脂血症など一般の薬や食事指導においても拒否感を示す場合には，その患者の持つ文化に目を向ける必要がある。特に食事は患者のそれまでの生活を支えてきたものなのだから，なぜ変える必要があるのか，十分に納得いくよう説明されなければ，医療がその患者の世界に入りこむのを拒否されるケースはあって当然である。場合によっては地域全体をおおう「文化軸」あるいは「神話軸」とでも呼べる社会通念を無視しない形で医療に臨まなければならないこともある。過剰な報道によって薬に恐怖感を持つ場合にも注意を要する。

　拒絶を口にはしないが，服薬していない場合。これが感じられるときには，「今，薬はどんなふうに飲んでる？」とか「飲み忘れる人も多いんだけど，あなたはどう？」とか，できるだけ服薬の状況を確認しておく。慢性疾患患者への問診では服薬状況の確認は大切な作業である。

6. インフォームド・コンセントとパターナリズム

　インフォームド・コンセントの定義的理解は，1972年にアメリカ病院協会による「患者の権利章典」にあらわされた「患者は，自分の診断，治療，予後について完全な新しい情報を自分に理解できる言葉で伝えられる権利がある。このような情報を患者に与えることが医学的見地から適当でないと思われる場合は，本人に代わる適当な人に伝えられねばならない」でよいと思われる。前項の投薬の件のように，現代医療の流れの中では，徹底したインフォームド・コンセントが求められる。このようなことが叫ばれ始めた背景には，患者の自己決定の権利が頻繁におかされる事態があったわけだが，患者の自己決定内容と医師の考えた「患者の利益」とが対立するパターナリズムにおいて最も深刻な問題となる。

　パターナリズムは一般に「強制される人の福祉，利益，幸福，必要，利害または価値ともっぱら関係しているという理由によって正当化される，その人の行為の自由への干渉」と理解される。つまり，医師が「よかれ」と思って実行した，または，実行しようとする行為が患者の決定内容と違うために対立を生む場合である。

　カルテ開示の問題もここに端を発しているが，カルテは開示する方向にあり，患者に告げたくない洞察過程などは別に臨床ノート的なものを用意して記載する方法がある。

　「エホバの証人」の一件が有名だが，これは，医師の提供する手段，方法が豊富になる中で，医療の根幹として意識せざるを得ない問題である。先端医療技術がますます発展する中で，患者がどのような選択肢を持ち得るかを十分示した上で，患者の判断を待つ姿勢を保つ必要がある。リエゾン・コンサルテーションで心療内科医がこの調整を求められることも多いし，プライマリケア医が，セカンドまたはサード・オピニオンを求められることもある。「病院の先生はこう言うが，先生，あんたはどう思うか？」このような問いかけがなされる場合も多いし，医師が「この人にはこの方法しかない」と思える場合もそれを拒否されたり，医師側の過酷な労働条件をある意味で支えているヒロイズム（患者のためにこんなに頑張ってるんだという陶酔感）の否定につながること

Ⅰ. 医療における心理的問題

もある。

 ただ，医療におけるパターナリズムの問題は，医療者が十分に患者と意志疎通できていないために自身が防衛的になってしまっている場合に問題になることが多いように思われる。プライマリケア医も心の医学の専門医とリエゾン経験を豊富に持つことなどによって，柔軟な対応が獲得できると思う。
 ターミナルケアにおける家族の代理決定に関して，水野肇氏の著書『インフォームド・コンセント—医療現場における説明と同意』の中に次のような医師側の善意のヒロイズムが例示されている。

 明らかに迷うようなときには，もしそれを家族に決定させると，どちらに転んでも，家族には生涯それは悩みとしてつきまとうでしょう。たとえば，そこで治療をやめてくれといったとして，それから1週間で死んでしまったとする。（中略）そうすると私は3週間早く死なせてしまったというような悔恨が一生つきまとう。医者の場合は，（中略）多分1月もたたないうちに忘れるでしょう。だからそれは医者が責任を負うべきで，（中略）決定については患者家族のほうが自己決定しなくても，それは倫理的には許される。

 患者がある決断をするに際して医師に相談または指示を仰ごうとするとき，検査の結果などを含む状況を患者側（家族を含む）に十分説明して，あくまで患者側に自己決定をうながすのが bio-psycho-socio-ethical な時代の医療の基本である。上記のターミナルの例にしても，家族が下した決断に医師が付き添う形でなければ，対象喪失における悲哀の作業を進めることがとても難しくなる。医師は当然，悲哀の作業の全行程に責任を持つことはできないし，できる限りの援助は約束できても，「医師が患者（家族）になりかわることはできない」ことを理解させる必要がある。

7. 患者との関係モデル

 医師—患者関係を表すのに次の3種類のモデルが提唱され得る。
①能動—受動：最も古くからあるモデルで，医療者側が全責任を負いながら指

導的立場に立つ。患者側は受け身の立場にあり，自分の受けている治療やケアの内容にはほとんど干渉できない。急性の高い医療ではこのモデルの比率は高くなる。

②**指導─協力**：現在の一般診療ではこの形が一番多いと思われる。①よりも患者の立場は能動的だが，医療者側がほとんどの目標を設定する。患者は受診しているのだから，当然医療の指示に従うはずだとの前提で治療が進む。

③**協同作業**：患者も医師も対等の立場にあり，一体となって情報を共有し，治療方針も両者の合意によって決められる。医師はどちらかといえば，患者の援助者のような役割を持つ。

①，②を「医療モデル」，③を「成長モデル」とするとらえ方が可能かと思われる。

多くの患者は自己決定のもと，短期の現実的な治療技法を期待して来院する。心身医学的な対応を求められる患者も，診断によって原因を明らかにして，その原因を取り除くことによって治癒をめざす「医療モデル」で十分な場合も多い。この際に求められるのは，コンパクトな面接による的確ですばやい診断，十分な情報の提供，有効な治療技法と一般内科と何ら変わることはない。心療内科が提供する医療も，通常は抗うつ薬，抗不安薬使用のテクニックであったり，自律訓練法など薬に変わる簡便な不安除去の方法であることが多い。

しかし，同時に第2の有力なアプローチとして，症状の象徴的な意味をとらえ生活史の背景をふまえ，行動変容をうながし自己実現を達成する「成長モデル」に精通しておく必要がある。心理社会的な背景の大きなもの，慢性疾患などでは成長モデルにおける協同作業が必要とされることが多い。この場合，医師は患者の持つ「文化軸」あるいは「神話軸」に対して配慮しなければよいコンプライアンスはなかなか得られない。

そして，患者がどの段階の医療を必要としているかを洞察しながら，医療経済的な面も考慮して適切なモデルを選択しなければならない。また，同一の症例であっても，かかる時間，費用などの条件によってこのモデル選択は臨機応変にシフトされる必要がある。

II. 心身医学理論

A. ストレスと心身相関

　心身医学の仕事は，人生の各ステージにおけるさまざまなストレスをうまく処理することといえるのかもしれない。現在では，ストレスはストレッサーと区別して用いられ，外部からの刺激をストレッサー，それにより個体内部で生じる緊張状態をストレスと呼ぶ。

1. ストレスとは

　ストレスという言葉は，現在では広く一般社会でも使われているが，もともと物理・工学分野で「外部から加えられた力により生じる物体内部の応力（緊張・ねじれ・歪み）」という意味で使われていた。この考え方を生体に適用したのは，カナダの生理学者セリエ Selye,H. が，「体外から加えられた刺激に対して引き起こされる生体内部の生理的な反応」として用いたのが始まりである。そして，このような反応を引き起こす外部からの刺激をストレッサーと呼んだ。ストレッサーには，寒冷，感染などの他に心理的な刺激も含まれるが，最近では，心理的な負担，欲求不満を引き起こすような刺激やそれによってもたらされる状態について，区別せずにストレスという言葉が用いられている。

　ストレスは心理学的には，対応によって良い方向にも，悪い方向にも作用するもので，ほどほどのストレスはむしろ好ましいが，過度になると，心身にわたる負担を増大させ，心身症や精神疾患の発症の引き金になるものと考えられている。ストレスのもたらす影響は，生理的な面と心理・行動面に分けて考えることができるが，最近では，認知や免疫，内分泌への影響を通してより包括的な心身へのかかわりが注目されている。

2. ストレスと身体的反応

a. ホメオスターシスと緊急反応

　ベルナール Bernard,C. は，何らかの理由により生体の内部に変化が起こった時には，それらに対抗するような活動が引き起こされ，常に生体内を一定の状態に保つ，つまり生体の内部環境の恒常性の概念を確立し，ついでキャノン Cannon,W.B. がホメオスターシスという用語を用いて，交感神経緊張と副腎髄質からのアドレナリンの分泌による緊急反応という概念を示した。彼は，ネコのそばにイヌを連れてきて激しく吠えつかせ，その時のネコの身体変化を詳細に検討し，緊急事態では一連の身体変化が生じることを確認した。すなわち，胃腸の運動の抑制，心拍数の増加，血圧の上昇，筋肉の血管の拡張，発汗，立毛などであるが，この緊急反応はいわば生理反射のようなもので生来備わっており，これらの反応は，闘争か逃走かしかないような緊急事態にとって，生き延びるために統一された一連の反応であるとした。

b. セリエの汎適応症候群

　キャノンの緊急反応はいわば急性のストレスであるが，慢性のストレスによる身体的反応については，セリエの提唱した汎適応症候群の概念が有名である。これは，ストレスの種類がどのようなものであっても，長期にわたり持続すると，生体は自律神経系と内分泌系を介して全身に影響を及ぼすような非特異的な反応を示すというもので，次の三つの段階に分けられる（図1）。

　①警告反応期：生体に外界や身体内部からの有害刺激が加わってストレスが生じると，生体は一時的にショックに近い状態になり諸器官の機能が低下し（ショック相），次に立ち直りが認められる（反ショック相）。

　②抵抗期：そのままストレスが続くと，生体は自律神経，内分泌，免疫系を動員して，生体の内部環境をストレッサーに対応できる状態に維持しようとする。

　③疲はい期：ほとんどのストレスは生体のホメオスターシスを壊すほど強いものではなく適応していけるが，ストレスが生体の処理能力を超えるほど強かったり，長く続いたり，何らかの原因で生体のストレス耐性が低下したりする

II. 心身医学理論

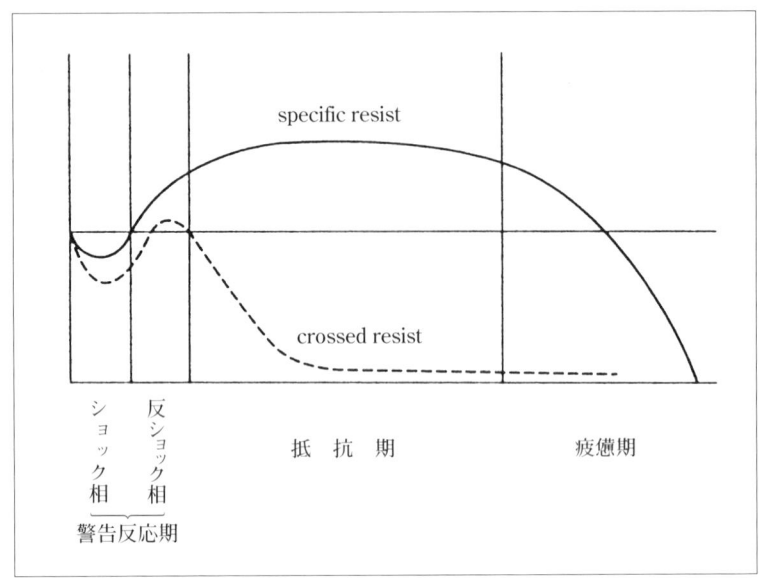

図1 セリエの汎適応症候群

と,生体は適応の限界に達し,身体的・精神的に破綻する。

このように過剰のストレス曝露が長期間にわたると,身体的素因により最も弱い部分の器官に病的状態が出現する。これには精神面の異常として,神経症,うつ状態,身体面の異常として,高血圧,消化性潰瘍,冠動脈疾患,感染,気管支喘息,慢性蕁麻疹,慢性関節リウマチなどが知られる。

c. ストレスと脳内神経ペプチド

ストレス刺激に関する情報は大脳辺縁系で処理された後,神経伝達物質を介して視床下部へと伝えられる。ここからHPA―axis(視床下部―下垂体―副腎皮質系)を介してコルチゾール,青斑核を主な起始部としてノルアドレナリンとアドレナリンを分泌し,ストレス反応の中心的な役割を果たすが,以下にこれを担う主な脳内ペプチドについて述べる。

① CRF(コルチコトロピン放出因子):ストレス刺激により視床下部室傍核より放出され,下垂体からのACTH放出を促進する。他にも大脳皮質,辺縁系,脳幹などに広く存在しており,そのレセプターも同様に広範囲に存在し

ている。CRFは，そのホルモンとしての作用，すなわちACTHおよびβ-エンドルフィン分泌を刺激するのみならず，脳室内投与ではさらに交感神経亢進，運動量の増加，酸素消費量の増大をもたらす。

②**オピオイドペプチド**：痛みとストレスに深く関与していると考えられ，β-エンドルフィン，プロエンケファリン群，プロダイノルフィン群に大別される。β-エンドルフィンはコルチゾールのリズムとほぼ一致する日内変動を示し，激しい運動やストレスの際に増加し，独特の高揚感や痛みに対する感受性の低下をもたらす。エンケファリンは入出力に関与しない介在ニューロンとして，ダイノルフィンは食欲や性欲の亢進との関連が知られている。

③**NPY（ニューロペプチドY）**：視床下部に多く，下垂体ホルモン放出作用，自律神経系への作用，摂食，性行動など行動系に対する作用など，さまざまな神経内分泌作用を持つと考えられている。特に，脳室内投与により発現する摂食行動の促進と抗不安作用は注目される。

④**ソマトスタチン**：高次の脳機能，認知過程の異常との関連が注目されている。

d. ストレスと免疫

免疫系も，視床下部におけるCRHによる内分泌的変化と青斑核—ノルアドレナリン作動性神経の興奮により亢進する自律神経系の活動を介してストレスと双方向性に関係していることが明らかになっている。すなわち，自律神経系の変化や末梢神経からのさまざまなトランスミッター，内分泌器官からのホルモンによる刺激が，脾臓や胸腺などの2次リンパ組織や，マクロファージ，リンパ球やNK細胞などの免疫担当細胞の表面レセプターを介して免疫能を増強させたり抑制させたりする。

免疫担当細胞は，病原微生物や特異抗原刺激などに対して応答する際に数々の活性物質を産生するが，これらのうち，免疫グロブリンを除く物質を総称してサイトカインと呼ぶ。この一種であるインターロイキン—1（IL—1）が発熱，食欲不振，徐波睡眠を引き起こし，インターロイキン—6（IL—6）が発熱やACTH分泌の刺激にかかわり，インターフェロンがうつ病を引き起こすことなどが知られている。このように，サイトカインが上行性に脳中枢神経系に作用し，人間の情動，意識，行動，知覚にまで影響を与えていることも明ら

かにされている。

3. 心理・社会的ストレッサーとマネージメント

　ラザルス Lazarus,R.S. の提唱した心理学的ストレスモデルによれば，ストレスは外部から与えられる刺激に対して一義的に生じるのではなく，さまざまな内的，外的特性を持つ刺激条件に対して，それがどの程度脅威的であるかという個人の判断過程（一次的評価），および脅威場面に対して直接的な反応ができるか否かという判断過程（二次的評価）を経た結果生じるものであるとされる。
　ストレッサーになる人生の出来事は2つに分けられる。ひとつは人生の比較的大きな出来事でライフ・イベントと呼ばれ，もうひとつは日常的な出来事で「日常生活混乱（デイリー・ハッスル）」と「日常生活高揚（デイリー・アップリフト）」。人間が生活する上で避けることのできないストレッサーとして，人間関係と役割上の問題がある。前者では，家庭での親子，兄弟，夫婦の関係，学校での友達や教師・生徒の関係，職場での上司，同僚，部下の関係などが，また後者では，それぞれの愛情や負担，仕事内容，役割の喪失，進学問題などがストレッサーとなりうる。このようなストレッサーは，状況や立場，個人の受け止め方によっても異なるが，日常のさまざまな生活上の出来事についてホームズとレイ（Holmes,T.and Rahe,R.H.）は，多面的で大規模な調査により，結婚をストレス度50点としたときの各生活上の出来事の数値化を試みた（表1）。配偶者の死が100点で最高点。この中で，1年間の合計点数が300点を越すと，約8割の人が何らかの健康障害を呈したと報告されている。
　また，ストレスに対処することをストレス・コーピング，ストレスへの対処は一定の様式を取ることが多く，その様式をコーピング・スタイルと呼ぶ。そして，ストレスを解消したり処理したりすることをストレス・マネージメント，ストレスへの対処を助け支える人的，物的，システム的なものをソーシャル・サポートという。
　ストレスに対する身体的・心理的，あるいは行動面での反応が，合目的的で不都合をおこさないときには，適応的な対応であると評価される。一方，こうした反応が不都合を生じる場合には，不適応な反応として何らかの改善が必要

表1　社会再適応スケール

順位	ライフ・イベント	平均値	順位	ライフ・イベント	平均値
1	配偶者の死亡	100	23	子供が家を去ってゆく	29
2	離婚	73	24	姻戚とのトラブル	29
3	別居	65	25	優れた個人の業績	28
4	留置所拘留	63	26	妻が仕事を始める，あるいは中止する	26
5	家族のメンバーの死亡	63	27	学校が始まる	26
6	自分の病気あるいは障害	53	28	生活状況の変化	25
7	結婚	50	29	習慣を改める	24
8	解雇される	47	30	上司とのトラブル	23
9	夫婦の和解	45	31	仕事の状況が変わる	20
10	退職	45	32	住所が変わる	20
11	家族の一員が健康を害する	44	33	学校が変わる	20
12	妊娠	40	34	レクリエーションの変化	19
13	性的困難	39	35	教会活動の変化	19
14	新しい家族のメンバーが増える	39	36	社会活動の変化	18
15	仕事の再適応	39	37	1万ドル以下の抵当か借金	17
16	経済状態の変化	38	38	睡眠習慣の変化	16
17	親友の死亡	37	39	家族が団らんする回数の変化	15
18	異なった仕事への配置換え	36	40	食習慣の変化	15
19	配偶者との論争の回数の変化	35	41	休暇	13
20	1万ドル以上の抵当か借金	31	42	クリスマス	12
21	担保物件の受け戻し権喪失	30	43	ちょっとした違反行為	11
22	仕事の責任変化	29			

(Holmes, 1967)

な状態となる。ストレス・コーピングは，包括的に合目的的な行動が可能になるような方法を考えることであり，消極的・受動的なものではなく，ストレスをより有効に活用することによって，身体的，心理的，社会的により良いものを作り出すための積極的なものであるといえる。

B. 精神分析理論

　精神分析の始祖フロイトが，ヒステリーでは心的興奮を身体的なものに置き換えることによって，絶えがたい観念が抑圧により無害化されると考えて，心理的葛藤の身体化をヒステリー性転換としたことに，心と体の相関が論じられ

はじめた出発点が見出される。また不安神経症の研究の中で，心臓や呼吸の障害，発汗発作，振戦，発作的な食欲亢進などの身体症状は「不安発作の等価症」として不安発作に伴ったり，時として完全に置き換わったりすることを指摘した。

その後，米国で1939年にJournal of Psychosomatic Medicineが創刊され，1944年にAmerican Psychosomatic Societyが結成され心身医学が隆盛に向かう黎明期，そのバックボーンに力動精神医学，精神分析の存在があった。

1. 自律神経反応論

アレキサンダーArexander,F. は，対人関係においてある衝動の適切な表現が抑圧されると，慢性の情動的緊張状態が生じ，緊張状態は自律神経機能に持続的な影響を及ぼすとする自律神経症という概念を提唱した。

この中では2種類の自律神経反応が想定されている。すなわち，攻撃性の発散が阻止されると交感神経系の慢性的過活動が起こり，高血圧症や甲状腺機能亢進症が生じやすくなる。一方，依存的な傾向が阻止されたときは，副交感神経の過活動が起こり，消化性潰瘍や気管支喘息が生じやすくなる。これらに潰瘍性大腸炎，神経性皮膚炎，リウマチ様関節炎を含めた7つの代表的心身症を「シカゴ7」と呼ぶ。

2. 失感情症理論

シフネオスSifneos,P.E. は，心身症患者は外傷的状況に置かれると，機械的思考を用いて現実における具体的・実際的な事実に対して過剰に充当するとして，この特徴を失感情症Alexithymiaと呼んだ。

これは，早期幼児期の母子関係からの分離―個体化過程において母に対する基本的信頼感の欠如など何らかの障害があるためとされ，表情が硬く無表情，ファンタジーが乏しい，幼児体験の想起が困難，など心身症の主要な特徴に大きく関与する。

3. 自我境界の障害

アモン Ammon,G. は，早期幼児期においては幼児は母親から分離しているとは体験せず，母子は対として共生して生きていくが，このような密接な関係の中で，自己の欲求と身体機能を徐々に自覚し，自我境界を形成していくと考えた。

この母子関係が不十分だと，自我発達に重大な障害がもたらされ，自我境界の設定ができない。そして，精神的に満たされないため身体症状で代償される。

4. 移行対象理論

ウィニコット Winnicott,D.W. が提唱した理論。乳児が母親から置き去りにされ孤独を感じるとき，衣服の切れ端や人形などをとても大切に扱い，乳房の変わりになめたりする現象が一般的に認められるが，この対象は移行対象と呼ばれ，象徴化の第一歩であると考えられている。

心身症患者では移行対象現象がみられず，象徴化の能力が低下している。これは言語化能力の弱さにつながり，自己の身体のみが唯一の対象となりやすい。

C. 生物リズムと意識

心身と行動の相関を考えるとき，その基礎的条件として，人が生物として持つリズム，睡眠，意識状態の変容などに対する視点はきわめて大切である。

1. 生物リズムの種類と性質

生物の行動や生理機能にはさまざまな周期的現象が存在している。心拍や人

の体温の変化や月経周期などであるが、これらは生物リズムと総称されて、生物の生活をおおまかに規定している。

　生物リズムのうち最もよく知られているのはサーカディアンリズムであるが、次のような性質を持つ。なお、その中枢は視交叉上核に存在することが知られている。

①**自律性**：サーカディアンリズムは環境の変化などの外的な要因によって誘発されたものではなく、遺伝によってもたらされた内因性の自立的なリズムである。その周期は平均25.9時間であることが確認されている。

②**同調性**：明暗や温度変化といった環境サイクルの周期が24時間から大きく隔たらない限り、生物リズムはこれに同調する。これら明暗や温度を同調因子といい、食事時間や他人との接触あるいは周囲の活動性といった社会的因子もこれに含まれる。

③**温度補償性**：一般に化学反応の反応速度は温度に依存しており、単純な代謝系では温度が10℃上昇すると速度は2倍になる。ところが、サーカディアンリズムの周期はほとんど変わらず、これを温度補償性という。

2. 脳波と睡眠

　脳波は、脳の活動水準が高いほど周波数が高くなり、低下すると周波数が低くなり、周波数によって（表2）のように分類される。

　人が覚醒し、考えたり周囲に注意を払っている状態ではベータ波がみられ、閉眼して安静にしている状態ではアルファ波が出現する。このとき、何らかの刺激が与えられて緊張状態になるとアルファ波が消えてベータ波に変化する。これをアルファ抑制と呼ぶ。アルファ波は安静の指標、アルファ抑制は興奮の指標とされる。

　さらに、まどろみはじめるとシータ波が出現する。これが半覚醒半睡眠状態の睡眠段階1である。次に、呼吸が寝息となると睡眠紡錘波が出現し、睡眠段階2となる。さらに、眠りが深くなるとデルタ波が現れる。デルタ波の割合が20〜50％を睡眠段階3とし、50％以上を睡眠段階4と判定している。このように睡眠段階1から4までの脳波は、睡眠の深さに対応して波形が徐々に穏や

C. 生物リズムと意識

表2 脳波の周波数とパターン

ベータ波（β wave）	13 < ～40Hz
アルファ波（α wave）	8 ～ 13Hz
シータ波（θ wave）	4 ～ < 8Hz
デルタ波（δ wave）	0.5 ～ < 4Hz

(筒井末春：行動科学概論.人間総合科学大学, 2000)

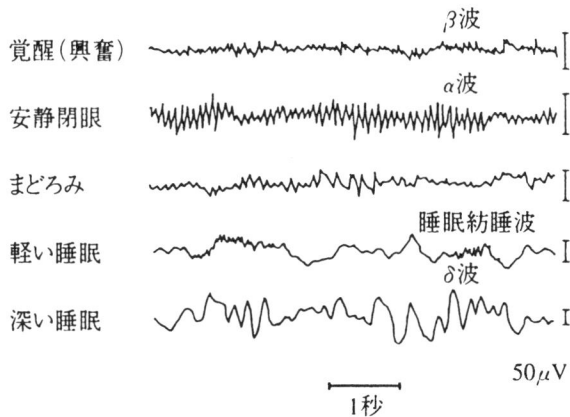

かになり深くなっていく。

　しばらく睡眠段階3や4が続いた後，脳波パターンが突然睡眠段階1に移行することがあり，これをレム睡眠と呼ぶ。その他の睡眠は総称してノンレム睡眠という。

　レム睡眠では，急速眼球運動，心拍や呼吸の増加や乱れ，血圧の上昇など生体の状態としては睡眠よりも覚醒に近い。しかし，同時にレム睡眠は非常に深い眠りでもある。レム睡眠中には身体の筋組織が著しく弛緩し，夢をみる頻度が極端に高い。

3. 意識と催眠

　意識は，ほぼ20世紀を通して，科学の対象となる実験心理学が探求するテーマにはなりにくいとみなされてきた。しかし，最近になって以下のような点を背景にして意識は心理学の主要なテーマになりつつある。
①注意研究をはじめとする人間の内的過程を主な研究対象にする認知心理学の展開。
②さまざまな生理学的測定や実験方法の開発を伴う脳科学の進歩。
③催眠や瞑想，薬物により意識が変容した状態に対する理解の深まり。
　人の意識の内容は常に変化し「流れ」ている。意識の流れは感覚遮断の実験によって明らかにされる。防音した部屋に隔離し，ほとんどの感覚刺激を遮断されるという条件下では，人にはさまざまな知覚の障害が生起する。たとえば，自分の身体が2つに分かれたように感じられたり，ベッドから浮遊して自分の身体を見下ろすような感覚を体験したり。そして感覚遮断が長く続くとはっきりした幻覚が現れたり，強度の見当識障害が起こり，自分自身の運動をコントロールできなくなる。しかし，意識は流れつづける。
　催眠は，催眠法と呼ばれる一定の手続きによって生じる特殊な心理的および生理的な諸現象の総称と定義されるが，通常と異なった意識状態（変性意識状態）をもたらすことによって，意識のさまざまな面を示してくれる。また，意図するしないにかかわらず，医療における暗示も，この要素を含むことはわきまえておいてよい。
　ヒルガード Hilgard,E.R. は催眠現象の特徴として，以下の7点をあげている。
①**計画機能の低下**：睡眠中にも普通意識は存在する。ただし，覚醒水準が低下しているため，意志の働きが弱まり計画機能が低下する。
②**選択的注意集中**：日常場面においては，人はさまざまな事柄に同時に注意を払って生活している。しかし，催眠中は催眠暗示だけに注意を集中するように仕向けられる。注意集中は緊張を伴った能動的なものから，リラックスした受動的なものへの変化をうながす。
③**イメージの活性化**：催眠中はイメージが非常に活性化するため，それを利用

したさまざまな心理療法が行われる。幼児期のトラウマの開放やスポーツや芸術分野でのイメージトレーニングなどである。
④現実検討能力の低下：催眠状態では現実検討能力が低下している。現実ではあり得ないものが知覚されてもその状態を受け入れることができる（トランス状態）。
⑤被暗示性の亢進：催眠状態では，個人の観念や信念が変化しやすく，与えられた通りの行動が引き起こされる。
⑥役割的行動：人の人生は父親や母親あるいは仕事上の役割を演じる演劇のようなものだといえなくもない。通常の意識状態ではこれらはすべて本人の自覚のもとで生起している。催眠中は無意識にこれらの役割行動が生じる。葛藤をともなう場合別の役割を演じることもある。
⑦催眠健忘：催眠中の暗示によって恣意的に健忘を生じさせることができる。

D. 学習理論と認知

　学習理論によると，人の行動はすべてそれまでの経験や訓練を通して学習されてきたものと考える。したがって，学習理論をもとにした行動療法では，治療の対象となる症状は誤って学習されてきた不適応行動の消去，修正を試み，新たに適応的な行動を学習させることとなる。
　当初強かった，パブロフPavlov,I.P.のレスポンデント条件づけとスキナーSkinner,B.F.のオペラント条件づけに代表される動物実験によって実証しうる理論だけを基礎理論とする立場は，実際臨床においては対象疾患も限られ，ややかたくなな印象がなくもないが，社会的枠組みの中で認知機能や言語を操る人にあっては，モデリングを中心とする社会的学習や認知の歪みの修正も視野に入れた学習が大切とする新しい理論の展開によって，プライマリケア分野ともにわかに接点が増えた感がある。
　この社会的学習理論と認知理論に生物学的視点と生命倫理学的視点を加えたものが，心身医学の最も新しいアプローチの方向といえるだろう。まさに，bio-psycho-socio-echologicalあるいはethicalなモデルである。
　ここでは，学習理論の基礎になる4つの立場について略述する。

Ⅱ. 心身医学理論

1. レスポンデント（古典的）条件づけ

　生まれつき備わっている本能的反射作用を前提にする。イヌは肉片ををみると自動的に唾液分泌を起こす。肉片を与える前にベルを繰り返し鳴らすと，そのうちベルを鳴らすだけで唾液分泌が起こることを観察したパブロフの実験が有名。

2. オペラント（道具的）条件づけ

　レスポンデント条件づけによる学習は基本的に受動的だが，オペラント条件づけによる行動は，環境そのものを変えるように作用し，より能動的である。行動がある結果を得るための道具として生起し，得られた結果によりその後の行動が変化する。スキナー箱による実験が有名。

3. 社会的学習理論（モデリング学習）

　ついで，複雑な人間行動を理解するためには社会的枠組みの中での学習が論じられる必要性が叫ばれるようになった。
　バンデューラ Bandura,A.が次の言葉で突破口を開いた。「人は単に刺激に反応しているのではない。刺激を解釈しているのである。刺激が特定の行動の生じやすさに影響するのは，その予期機能によってである」。
　その理論の中心になっているのは，「モデリング」という学習メカニズムである。彼はさまざまな行動や情動，価値規範などが，他人の行動をみることによって習得されるプロセスが実験的に検証できることを数多く示した。つまり，観察者はモデルを観察することで同じ行動を習得できるのである。
　さらに，バンデューラは，予期機能が行動をコントロールしていることを強調し，コントロール機能を増すためには，「セルフ・エフィカシー（自己効力感）」を増す必要があると説いた。セルフ・エフィカシーとは，ある行動を起

こす前にその個人が感じる「遂行可能感」，つまり実現可能性に関する知識，ここまでできるという期待感をさす。そして，これは自然発生的に生じるのではなく，次のような過程を経て個人自らが作り出していくものであるとされる。
①自分で実際に行い，成功体験を持つこと（遂行行動の達成）。
②うまくやっている他人の行動を観察すること（代理的経験）。
③自己強化や他者からの説得的な暗示を受けること（言語的説得）。
④生理的な反応の変化を体験してみること（情動的喚起）。

社会的学習理論と結び付いた行動療法のめざす方向は，モデリングを中心にしてセルフ・エフィカシーを増すことであるといえる。

4. 認知について

認知とは，ある特定の状況で個人の中に一時的に引き起こされた内的な反応パターンとしてとらえられるものと，かなり持続的で一貫した反応スタイルであり，個人差を生じさせるある種の人格変数であるととらえられる場合がある。

セリグマン Seligman,M.E.P. は，電気ショックを用いてイヌに条件づけを行っていて，逃れることのできない電気ショック場面を繰り返し経験したイヌは，あとに別の学習場面におかれたときにもきわめて無気力で，逃れることのできるショックでさえ避けようとしないことを見い出し，「獲得された（学習性）無力感」の概念を提唱した。

この一連の反応は，外傷を持つことよりも，それに有効に対処できないという経験，つまり，「自分の行った反応が外傷をコントロールできない」という「信念」の学習には，個人の原因帰属（原因を‥‥に帰する，せいにする）の型が大きくかかわっていることを示唆する。このことは認知の歪みとの関連で，「うつ病」の認知療法と大きな接点を持つ。

E. 家族理論

個人の症状は家族システムの機能障害の反映であるという理論。特に思春期

および青年期の心身症では，両親をはじめとする家族メンバーが発症に何らかの役割を果たしていると思われるケースも多く，家族を一つの単位としてアプローチすることが望ましいと認識されている。

　ミニューチン Minuchin,S. とボーエン Bowen,M. は，家族の一人に心身症が発症，またはその症状が悪化すると，家族間のどこかの緊張が下がったり，他の家族員の葛藤が減少することを発見し，家族構造への洞察を深めていった。

　このことは，慢性疾患の成立，維持にも大きく関与する場合がある。

III. ライフステージの見方

　症状を象徴的にとらえるとき，人間発達の捉え方はきわめて重要な位置を占める。同じ症状でも患者がどのような生活経験を持っているか，あるいは人生のどの時期を生きているかによって，その意味合いはまったく異なるし，その理解なくして心身医学的な援助を行うことは困難である。人間の発達は身体成熟，文化的影響，知的な達成，感情面の適応，行動的経験など多面的であるが，いずれも準備性（レディネス），適時性（タイミング），およびその連続性を考慮しなければならない。準備性とは人間が新しい経験をするにふさわしい精神と身体の状態にあること，適時性とは新しい環境に飛び込むタイミングをいう。人生には新しい刺激を受ける適当なタイミングがあるはずである。心理学には人間の誕生の最も早い時期において準備性が整うのがはじめなのか，環境がはじめなのかという「ニワトリとタマゴ」論争が存在するが，広く現実生活の中では両者の調和の上にのみ健全な心身が保たれることは自明である。心身医学的な生涯にわたる発達については，精神分析的な発達理論（エリクソンの発達課題など）の上に立つ患者洞察と経験による行動の変容としての学習の在り方，両者からの総合的な検討が望まれる。心身の諸事象が生起する条件やその因果関係を真摯に問うた自我心理学，対象関係論などの精神分析理論の展開は人間発達を洞察する上で多くのヒントを与えてくれるし，同時に心身の機能発達については認知，生物学的な変化に注目することも重要である。ここでは，乳幼児期から老年期までの主な発達理論，ライフステージにおける課題について略述する。

1. 胎児期の運動・感覚の発達と新生児期

　人の胎児期は，受精から着床までの約2週間をを卵胎期，身体各部の大半が形成される（細胞の性質は各部によって大差はない）2週から7週までの胎芽期，人としての形態が完成する8週から誕生までの狭義の胎児期に分けられるが，7週目からすでに運動が認められる。始源的な運動は大脳皮質によって支

配された随意的なものではないが，神経系の発達に伴い次第に中枢と末梢の統合が進む。感覚器官の成熟も，触覚や味覚などの近感覚器官から聴覚や視覚などの遠感覚器官へと進む。出生直後の新生児は，視覚，臭覚，味覚などの諸感覚への刺激に対してすでに反応する。

　生後4週目の終わりまでは新生児期と呼ばれるが，新生児の視覚は20数センチ（養育者が新生児を抱いた時に向き合う平均距離）に焦点を持った固定焦点のカメラにたとえられる。そして，出生後わずか9分の新生児でも，刺激のうち単純な刺激よりも複雑なパターンの刺激，特に人の顔のパターンを好んで注視し，この時期にすでに人に対する同期現象（大人同士が会話するとき，話し手の発話に対して聞き手の身体各部が微細な運動をすること）が観察される。これは，人は人とのかかわりを持つように生得的に方向付けられて生まれてくることの一つの証左といえる。

2. マーラーの分離―個体化過程

　マーラー Mahler,M.S. は乳幼児の直接観察から，母親と自己の区別ができない乳児が，母親を別個の人間として区別するようになる3歳くらいまでの過程を次のようにとらえた。乳幼児が心理的に母親から分離し個体として独立する過程の仮説として重要かつ代表的な理論である。
①**正常な自閉期**：生後0~1ヵ月の時期に相当する。この時期の乳児は自己と外界現実の区別ができない。
②**正常な共生期**：生後2~6ヵ月の時期に相当する。乳児には緊張状態のときのみ自己と母親の境界が明らかになる。
③**分離―個体化期**：さらに次の4つの段階に細分される。
　A）分化期：生後6~10ヵ月に相当する。乳児は現実の世界により多くの興味を示すが，自己の能力を十分に発揮するのは母親がそばにいるときに限られる。
　B）練習期：生後10~16ヵ月に相当する。独立歩行を達成するまでの前半を早期練習期とし，幼児は周囲に関心を向けて遊んでいるが，ときどき母親のもとに情緒的エネルギーを補給するかのように戻ってくる。1歳を過ぎ直立歩行

が可能な固有練習期に入ると外界の素晴らしさに目を奪われる時間が多くなるが，母親がいなくなると気分低下状態を示す。

　C）再接近期：生後16~25ヵ月に相当する。子供はヨチヨチ歩きができるようになり，次第に母親からの分離の意識が芽生える。しかし，母親からの物理的分離と心理的距離の達成との間にはしばしば時間のずれが起こり，喜びと同時に分離不安を引き起こす。このアンビバレントな感情は再接近期危機として認められ，母親自身が未熟な場合，情緒的にうまく子供の心の動きに対応してやれない場合には，分離不安が強くなる。

　D）個体化の確立と情緒的な対象恒常性の萌芽期：生後25~36ヵ月以降に相当する。子供は母親以外の人間，特に他の子供たちへの関心が高まり，母親の不在にも耐えられ平気で好きな遊びを継続できる。これは，自己と対象がはっきりと区別されることによる。母親が不在であったり，欲求不満を与えたとしても，そのイメージが拒絶されたり破壊されることはない。ここに心理学的に個体化が一応達成される。

3. ピアジェの発達理論

　知能，認識を主体にした発達論で，感情や意志については多くを論じていない。ピアジェ Piaget,J. はフランス学派の研究者として知られるが，フランス学派のアプローチの特徴は，異常者，非西欧人，子供，動物など正常な大人以外の心理を探って，そこから正常成人の心理を合理的に類推しようとするものである。これは心理以外の文化全般においても，同学派に特徴的な方法論といえる。以下に簡単にピアジェの心的発達論を述べる。

　知的構造の発達時期を次の3つに分ける。
①感覚運動期（誕生～2歳）：言葉を獲得する前の段階で未社会化
②具体的操作期（2歳~11，12歳）：言葉を獲得するが，具体的思考操作しかできない
③形式的操作期（11，12歳~13，14歳）：内容から離れた命題論理を取り扱えるようになり，社会の中でのイデオロギーの感情が芽生える

　この3つの時期は活動や操作（内面化した活動）がそれぞれ包括化した「群」

や「群性体」と呼ばれるひとつのシステムを作ることで区別される。このシステムは「同化」と「調節」の均衡がとれることで成り立つ。「同化」は，生活体が環境にはたらきかけて，これを変化し，うちに取り入れること＝一般化，であり，「調節」は生活体が事物に対して自らを変化させること＝行動変容，である。また，この均衡状態を成り立たせるには合成性，可逆性，連合性，同一性が必要である。

　ピアジェの発達論も徹底した観察にもとづくが発達段階とパーソナリティとの関連性についてはあまりはっきり論じていないようである。ただ，ここにみられる「同化」と「調節」や均衡状態などの考え方はヴィゴツキーVygotsky,L.S. やワロン Wallon,H. によって批判されながらさらなる発展をとげ発達段階と発達障害について多くの知見を生んでいる。心身医療で大きな問題になる，ある社会になじむことができない「適応障害」の病態を考えるとき，微小な発達障害は大きな問題になり得る。学習障害や自閉症を扱う場合の基礎理論の一つでもある。

4. エリクソンのライフサイクル

　エリクソン Erikson,E.H. はフロイトの精神性欲的発達段階の発想を拡大して,自我の発達はそれぞれの段階ごとの課題を克服しながら終生進むと考えた。人は生物学的に，心理学的に，社会的に準備が整うと次の段階に進むし，個人の準備性は社会の準備性に対応，合致する。次の段階を意識するとき一時的にひるみ，後戻り現象（退行）が生じても，自我の統合機能によりそれは克服可能である。かえってそこに葛藤が生じることに意義があり，人はそれを克服することにより次の段階に進むエネルギーを得る。

　彼は人の発達段階は，乳児期（0～1歳半），幼児期（1.5～4歳），遊技期（3，4～6歳），学童期（6～12歳），青年期（12，13～20歳）の5つの児童（若年）期と若い成人期（20歳代），成人期，老年期の計8つからなると考えた。

　人生初期の5段階は，フロイトの精神性欲的発達段階を拡大したものであるが，青年期の同一性拡散の概念は重要である。自我同一性は，「私は誰か」

「私は何か」「私は何になりうるか」という基本的な問答を含んでおり，個人の実存的な面の基礎をなすともいえる。樹立に失敗したとき，同一性は拡散する。すなわち，自意識が不必要に過剰になったり，職業選択の回避が起こったり，適度の対人的な距離が保てなくなったり，勤勉さが失われたりする。いわゆるアイデンティティの危機である。

5. フロイトの性的発達論

　フロイトは意識の上に上らない無意識の精神過程の存在を大幅に許容し，夢や性格が作られていく原動力として乳幼児期の性的本能（リビドー）の力を重視した。発達段階を口唇期，肛門期，男根（エディプス）期，潜伏期，性器期の5段階に分けた。フロイトの考え方は，彼自身が暮らした19世紀の哲学思想から得た生と死の本能とか，エスと自我とかやや形式的な対立概念にとらえられているきらいがあり，心的性格における性欲の過大視など，批判される点は多いが，今なお心身医学を含む心理臨床的考察に大きな影響を与えつづけている。

　男児では，男根期に先だってその母親を愛し，自分を父親と同一視するが，母親との親密さを望むと父親に嫉妬し（エディプス願望），さらに母親への親密さに固執していると，父親から罰として自分のペニスを切られはしないかという去勢不安を抱くようになる。そこで，母親への愛情欲求や父親への敵意は抑圧される。これは，エディプス・コンプレックスとして有名である。

6. 思春期（青年期）

　思春期は乳幼児期に次いで第2の転換期であり，社会的にも人の成長の上でもきわめて重要な時期である。身体的にはホルモンの質的，量的変化により急激な変化が起こり，精神面では自我の確立に向けての準備が進み，社会は親を中心とする家庭から，学校生活を中心にした一層広いものへと進んでいく。それらに伴い心身のアンバランスも生じやすくなる。

a. 身体的要因

　間脳からの LH-RH の分泌，それに引き続く下垂体前葉からの性腺刺激ホルモン（LH）によってもたらされる。

　女子では，LH の刺激により，卵巣から女性ホルモン（エストロゲン）分泌が促される。それによって，乳房や子宮の発育がもたらされ，初潮が発来する。また，ステロイドホルモンと成長ホルモンの作用も加わり，身長の伸びのほか，脂肪組織の増加など女性特有の体型が形成されてくる。

　男子では，LH は睾丸に作用し，男性ホルモン（テストステロン）の分泌を促し，精子形成を行う。そして，男性ホルモンの作用により陰茎の発育―勃起現象が生じる。また，成長ホルモンとの作用で，身長の伸び，変声，体毛の発育などが見られるようになる。

b. 心理的要因

　学校と家庭での葛藤が背景因子となる。学校での適応が悪くなったり，学習が困難になったり，アイデンティティクライシスを起こして登校できなくなったりする。また，家庭内の不自然な力学や家庭内の潜在的な不和や葛藤もクライシスを引き起こす原因あるいはその結果として十分な注意，観察が必要である。

　ピアジェはこの時期を，内容から離れた命題を扱うことができる形式的操作期といいあらわし，個人の中の感情は一応の統合をみて，集団，社会の理念を目標とする「イデオロギーの感情」が芽生える時期とした。エリクソンも，「私は何になりうるか」という社会の中での役割を意識し始める段階としている。

c. 思春期の心身症

　アイデンティティクライシスのほかに，身体的要因の強い心身症も多彩に見られるようになる。神経性食欲不振症，神経性過食症では性的逸脱やアルコール依存，自傷行為などの問題行動が多く見られ，思春期心身症の代表的疾患のひとつといえる。消化器系では消化性潰瘍，過敏性腸症候群，心因性嘔吐など，呼吸器系では気管支喘息，過換気症候群など，神経系では頭痛，循環器系では

起立性調節障害などが知られる。

7. 中年期

　中年期の発達理解はレビンソン Levinson,D.T. のものが有名であるが（図2），身体的にも衰退が始まり，心理的にも同一性の再構築を迫られる大きなライフイベントに遭遇しやすい時期である。レビンソンの区分に従えば，中年期（成人期中期）は40〜65歳となるが，日本の法律では中高年雇用促進法との関連で45〜65歳と定義されている。

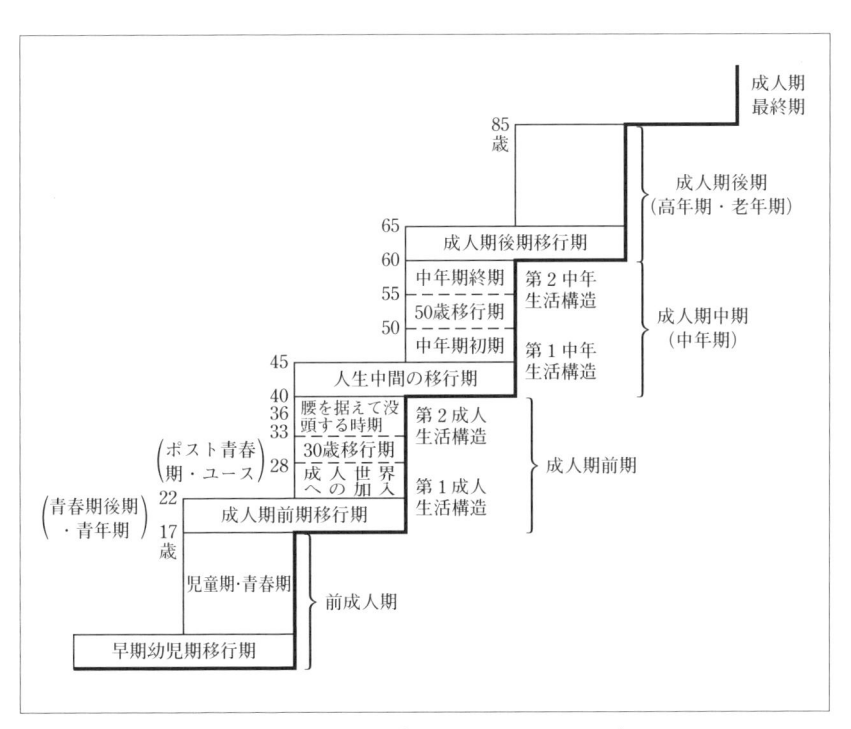

図2　男性成人期のライフサイクル（Levinson, D. T., 1979）

a. 身体的変化

全般的に衰退の方向に進み，白髪，脱毛，中年太りなどが目立ち始め，身体の変化を嫌でも意識せざるを得ない。肥満，高脂血症，虚血性心臓病，高血圧症，糖尿病など生活習慣病が激増する。身体的機能や魅力の衰退は，心理社会的にも悪影響を及ぼす危険をはらみ，職業への適応に調整を必要とする場面も想定される。

b. 心理的変化

身体的な退潮に比べて，創造性，生産性など精神活動は本来安定しており，職場，社会の中で中心的役割をになう時期でもある。しかし，それだけに大きなライフイベントに遭遇しやすく，心身の不調に陥った場合には，その対処は現実的な枠組みの中で慎重になされなければならない。中年期で予想されるライフイベントには，「子供の自立」「親の死」「職場での昇進」「配置転換」「大きな病気」などがあげられるが，基本的に，2者関係としての夫婦関係の再調整，子供とのあいだに大人としての関係を構築することなどが問題になることが多い。うつの観点からとらえたいわゆるミドルエイジシンドロームとして，「空の巣症候群」「上昇停止症候群」「もえつき症候群」「5月病」「昇進うつ病」「引越しうつ病」などが知られる。女性では更年期障害への注意も肝要である。

認知機能に関して作業記憶の衰えが中年期後期以降，老化と記憶の関係で注目されつつある。作業記憶は思考や問題解決の際に，必要な情報を一時的に保持し，それを操作したり再構築するシステムと考えられているが，自分の過去に関する自伝的記憶やこれから自分がなすべきことに関する展望記憶に比して，早期から衰退してくるのではないかとする説がある。これはチーム内での調整や対人関係における頑固さなどと微妙に結び付くと思われる。

8. 老年期

老年期は身体的にも心理社会的にも喪失の時期といえる。身体的には中年期に始まる生活習慣病の進展に関節の痛みなどがともない，現実的なADLの低

下が深刻になる。心理社会的にしばしば問題になるのは，①退職に伴う経済的困難，②個人の威信の喪失，③社会的な評価や権力の喪失，④家族をはじめ対人関係における問題，⑤身体的健康を損なうことによる抑うつ感などである。

　しかし，逆に老年前期（55〜74歳）と老年後期（75〜84歳）の縦断的比較によると，老年後期の方が適合性と協調性に優れるとの研究もあり，ADLに対する現実的な支援の枠組みがあれば老年期の心理は案外安定感が高いといえなくもない。

　また老人介護の問題は家族にとって非常に深刻な問題となることが多い。痴呆が絡む時には一層深刻となる。

IV. 心身医学的診断法

1. 問　診

　問診（インタビュー）により患者の困っている問題を的確に把握し，患者の病態にあった治療を行うことは医師にとって最も重要な能力の一つである。心理社会的な問題を背景に持つ心身医学的な患者の場合，訴えを客観的な指標に置き換えることが難しく，視点を変えて訴える症状を評価しなおすことが必要になることが多い。

　心理面の情報は普遍性に欠け，状況依存的であることをわきまえておかなければならない。一般臨床においては得られた情報は普遍的で再現性があることが一般的であるが，心理面の情報は必ずしも普遍的ではない。ある患者が医師に話す内容が，信頼関係の深まりと患者自身の理解の仕方によって変わってくるのであり，別の医師には話す内容が変わることはあり得る。

　初期のインタビューでは，ラポールの形成を目指すとともに，信頼関係が確立していない段階での情報であり，その指し示す内容に限界があることを念頭に置く必要がある。

　初期から無理強いする必要はないが，できるだけ患者の訴える症状を観察，測定可能なものに変換するようにこころがけると，治療への手がかりが得られやすい。

a. インタビューの始まり

　面接の構造は，対面法か90度法。心理的面接では90度法の方がより自由連想法的意味合いが深くなり，患者が自由なスタンスで話しやすく，スムーズに情報が得られる場合がある。対面法では，患者に治療という協同作業を申し込む決意が伝わりやすい。どちらをとるにしても，その特徴をわきまえておく必要がある。アイコンタクト。必ずしも患者と目を合わせつづける必要はないが，目を中心に視点を据える。相手の名前の確認と，自分（医師）の役割の紹介をする（一緒にあなたの問題について考えたい，など）。

b. 主訴，病歴の聴取

　言葉による刺激は3つに分けられる。1つは「お名前は？」「お仕事は？」など答が1つしかない質問の neutral question。2つ目は答が YES か NO かの選択を迫る closed question。3つ目が，答が自由で制限のない open ended question で，心の問題にふれやすく，患者が多くを話しやすいという特徴がある。主訴，病歴の聴取にあたっては，患者の話しが一段落するまで，「相づち」「相手の言葉やフレーズの繰り返し」「それから」などにより，open ended question を心がけた質問をする。

　主訴はなるべく患者自身の表現で書くように，記載にあたっては現病歴を見渡して最後に決定してもよい。

　不安，恐怖などが標的症状（主訴）になるときは，できるだけ具体的にどのような状況でどのくらいの強さの反応が出現するか確認して，症状の階層，系列化を行える準備をしておく。患者が症状を意識でき治療者と共闘体制がとれそうだという予感を与えることが大切である。

　現病歴は，情報伝達性と鑑別診断性に注意を払うこと。

　既往歴は，出生時から今までどのような健康状態にあったか，何歳の時にどのような病気に罹患したかを確かめる。ここで心理的な過去の状態が語られるようなら，そのまま心理・社会的プロフィールの洞察に移ってもよい。

　家族歴は，家族構成および家系内の健康状態，死因，死亡時年齢，罹患疾患を明らかにする他，家族の仕事，立場，役割，患者とのかかわり方などを具体的に確認する。

c. 心理・社会的プロフィール

　必ずしも初診時に詳細に質問する必要はない。ただ，医師の側はいつも意識しておいた方がよい。生育歴を一通り聴取する中で，患者のストレス・コーピングに関するエピソードについては「そのとき，あなたはどうしました？どう感じました？」などオープンな答えを引き出しながらも，ややピントをしぼった質問を心がける。さらに現在の心理状態，ストレス因子，自分自身の性格について患者自身の言葉で語ってもらう。

　現病歴について重要な洞察が得られたり，治療に対する動機づけ，コンプラ

Ⅳ．心身医学的診断法

イアンスについての洞察が得られて，診断ばかりでなく，治療計画を立てるにあたって重要な情報がもたらされることも多い．

d. 患者プロフィール把握のための具体的項目

心身医学的に重要と思われる患者プロフィールの具体的な項目は以下の通りである．
○食事：食欲や摂食量，その内容の変化について．
○体重減少：何ヵ月で何kg減少（増加）したか．
○睡眠：睡眠障害の有無，パターン（入眠障害，熟眠障害，途中覚醒，早朝覚醒，etc）
○便通：頻度，性状，便秘薬使用の有無．
○尿：頻度，排尿困難の有無．
○月経：初経・閉経，月経異常の有無および治療歴．
○習慣：タバコ―何歳から1日何本か，酒―飲酒の状況．
○趣味：趣味についての変遷，種類．
○常用薬：服薬の有無，使用量と期間，薬物アレルギーについて．
○生育歴：出生時の異常有無，発育の状況，乳幼児期・学童期の健康，養育者および養育状況．
○職業：職業の変遷，仕事の内容，期間，職場での立場，休職（休学）の有無，その期間．
○治療歴：精神科，心療内科，カウンセリングなどの精神心理的治療歴．
○生活環境：家庭生活に関する情報，経済状態など．
○適応能力：仕事，家事，勉強などがどの程度可能か．
さらに患者の行動に影響する因子も質問の中で確認しておく．
A 個人的因子：知識・技能・態度・過去の経験
B 社会的因子：社会的支援システム・家族，同僚，雇用者の態度や信念・文化的価値基準・宗教的影響
C 環境的因子：地理的位置・住居環境・経済的状態・日常生活のスケジュール・職業
D 治療に関する諸因子：治療期間・費用/便益・副作用・治療法の簡便，複雑
これらを総合した患者評価のためのグリッドは表3のようにまとめることが

表3 患者評価グリッド

	現在	発症前後	幼児期
身体的	身体的症状・所見 理学的所見 使用薬剤 検査成績の異常	初発症状 身体状態の変化 使用薬物の変更	身体的疾患の既往歴 身体的・精神的疾患の家族歴
心理的	身体的・心理的主訴 心理状態 治療への期待	心理状態の変化 気分・行動の変化 心理学的テスト 心理的援助依頼	パーソナリティの発達 防衛規制・対応反応 精神的疾患の既往
社会的	同居者 職業 社会的ストレス 物理的環境	生活状態の変化 職業の変更 物理的環境の変化	両親の職業歴 人生早期の人間関係 学校生活 結婚・職業

(Leigh & Reiser, 1985)

できる。

2. 心身医学的な疾患を疑うときの注意点

　心理・社会的問題を有するかどうかを疑う症候は，次のようなエピソードを参考にする。
①環境の変化に伴って症状が変動しやすい。
②生活状況や人間関係の変化に続いて発症している。
③症状が慢性化したり，再発再燃を繰り返しやすい。
④ゆとりのない生活が続いている。
⑤訴えが多く，症状は不定で多彩なことが多い。
⑥生育歴に問題があるか，幼少時に神経症的なエピソードがみられ，心身症や神経症の既往歴を有する。
⑦生活習慣の乱れや薬物に対して精神的に依存しやすい。
⑧一般的な治療が奏効せず，難治化傾向を有する。
　治療を進める場合に，レベル診断（心理的重症度の見立て）は欠かせない。

IV. 心身医学的診断法

表4 重症度に関するレベル

レベル	段階
正常レベル	正常 情動性反応
神経症レベル	神経症的 神経症 性格障害をともなう神経症 精神病的反応
精神病レベル	境界例 精神病

ストレス・コーピングに問題があり，状況因的に心身の症状が出現しているものがプライマリ分野の心身医学的な治療の対象になる。表4の中で，情動的反応から神経症レベルが該当する。

情動的反応レベルとは，現実的なストレスがあり，軽い不安，抑うつ，動悸などの身体症状がみられるもので，支持的なカウンセリングや軽い抗不安薬などの治療によって軽快することが多い。プライマリケアにおける治療者の心配りで治療できる。

神経症的レベルでは，自律神経失調症様の身体症状が前面に出ており，症状の多くは不定で消長しやすい。

神経症レベルでは，神経症的パーソナリティが感じられ，多くの固有の症状が固定，持続している。コンプライアンスのよくない内科の慢性疾患を持つ患者もこのレベルであることが多い。認知の歪みが感じられるものも多く，この辺りまでがプライマリケアで実践されてよい各種の心理的治療の対象になる。神経症レベルも表の中で下位の集団になると，刺激に対する反応が激しく，予測しにくいため，精神病としての専門的な対処が必要になる。

3. 心理テスト

客観的指標の少ない心身医学的診断において心理テストは症状，心理社会的な背景をスコア化できるという意味できわめて有用な補助診断法である。

3. 心理テスト

心理テストは，大きく次のように分けられる。

①知能，発達を問うもの
　子ども用WISC-R，大人用WAIS-R（知能）
　津守・稲毛式乳幼児精神発達診断法，愛研式乳幼児簡易検査（発達）

②質問紙による不安，抑うつ，健康調査法
　MAS，STAI（不安）
　SDS，SRQ-D，HAM-D，MINI-D，BDS，GDS-15（抑うつ）
　CMI，MMPI，JMI，IBQ，GHQ（心身全般）
　ウイロビー人格評定表，バーンリュータ自己充足尺度，断行行動調査（行動療法）
　HDS-R（痴呆），TMI（自律神経）
　気管支喘息判定テスト，食行動調査表，アレキシシミアスケール

③性格検査
　Y-Gテスト，エゴグラム，ロールシャッハテスト，P-Fスタデイ
　バウムテスト，SCT文章完成法

この中でプライマリケアでとくに有用と思われるのは，②の質問紙法である。代表的なものについて解説する。

(1) MAS

不安症状の有無や程度を測定するための代表的な心理テストである。MMPI550項目の中から不安感や不安に関連した身体感覚を表現している50項目と妥当性尺度を吟味する虚構点を組み合わせて作られている。

MASの適用範囲は16歳以上。個人的にも集団的にも実施することができ，所用時間は約20分。35点以上の不安得点を示す人は，不安感がきわめて強く，神経症的傾向の存在が疑われる。

(2) SDSとSRQ-D

SDSは20項目，SRQ-Dは18項目の自己評価尺度で，うつ病の患者が訴えやすい症状を並べてある。

SDSでは，各項目に対する回答にそれぞれ1～4点が与えられており，合計40点以上がうつ状態とみなされる（表5）。SRQ-Dでは質問2，4，6，8，10，12に関しては計算加点せず，各項目に0～3点が与えられ合計16点以上は軽症うつ病を疑う（表6）。

Ⅳ．心身医学的診断法

表5　Zungの自己評価式うつ状態評価問診票（SDS）

あてはまると思われるものに○印をつけて下さい。				
	ほとんどそう思わない	まれにしか思わない	時々はそう思う	いつもそう思う
1. 気分は憂うつで，打ちのめされたような思いがする。	1	2	3	4
2. 1日のうちで，朝が一番，気分がよい。	4	3	2	1
3. 泣きたいほど，悲しくなることがある。	1	2	3	4
4. 夜，なかなか，寝つけない。	1	2	3	4
5. 今まで通り，よく食べるし，おいしい。	4	3	2	1
6. 異性に対する関心もなくなっていないし，また夫婦生活もうまくいっている。	4	3	2	1
7. 最近，体重が減ってきたように思う。	1	2	3	4
8. 便秘がちで，困る。	1	2	3	4
9. 胸の動悸が気になる。	1	2	3	4
10. これといった理由もないのに，よく疲れる。	1	2	3	4
11. 気分は，すっきりと爽やかで，いつもの調子と変わりない。	4	3	2	1
12. 1日のうちに，やらねばならぬことは，いつものようにさっさとできる。	4	3	2	1
13. 何となく，落ち着かず，じっとしておれない。	1	2	3	4
14. これから先，どうするかという将来の希望はいろいろと楽しく考えている。	4	3	2	1
15. この頃，特にイライラしやすい。	1	2	3	4
16. 物事を決断するのに，それほど迷わずにできる。	4	3	2	1
17. 自分は家族にとってなくてはならない人間だし，社会にも役立っていると思う。	4	3	2	1
18. 現在の生活には満足しており，まず申し分ない。	4	3	2	1
19. 私は，まわりの人に迷惑をかけている。だから，私さえいなければ，皆が幸福になると思う。	1	2	3	4
20. 仕事も，趣味も，なんでも楽しくやれている。	4	3	2	1

表6 SDQ-D

調査表

記入　　年　　月　　日

姓名　　　　　　　　　　年齢　　　　　　　男・女　職業　　　　　　

次の質問の各項目についてあてはまるところに○印をおつけください。

	質　問	いいえ	はい			
			時々	しばしば	常に	
1	身体がだるく疲れやすいですか					
2	雑音が気になりますか					
3	最近気が沈んだり気が重くなることがありますか					
4	音楽を聞いて楽しいですか					
5	朝のうち特に無気力ですか					
6	議論に熱中できますか					
7	くびすじや肩がこって仕方がないですか					
8	頭痛持ちですか					
9	眠れないで朝早く目ざめることがありますか					
10	事故やケガをしやすいですか					
11	食事がすすまず味がないですか					
12	テレビを見て楽しいですか					
13	息がつまって胸苦しくなることがありますか					
14	のどの奥に物がつかえている感じがしますか					
15	自分の人生がつまらなく感じますか					
16	仕事の能率があがらず何をするにもおっくうですか					
17	以前にも現在と似た症状がありましたか					
18	本来は仕事熱心で几帳面ですか					

東邦大学　心療内科

　これらのテストは直接的にうつ病の診断に用いるのではなく，抑うつに関連した症状のチェックリストとして利用する．

(3) ハミルトン評価尺度（HAM-D）

　うつ病用の他者評価尺度で，信頼性も高く，病態の把握にも有効であり，薬

効の検定などにも標準的に用いられる。他者評価であるため，使用する医師の側にある程度の熟練が求められるが，表を参考にしながら面接を進めることはプライマリケア医にとっても有意義である。

3段階と5段階からなる21項目で重症度を判定する。スコア5～10が軽症，11～19が中等症，20以上が重症である（表7）。

(4) CMI

全般的な心身状態の把握，神経症傾向の評価に最も広く用いられている心理テストの一つである。職場や学校などの身体的，精神的健康管理に応用されることも多い。

身体的項目（男子160，女子162）と精神的項目51からなる質問紙法で，結果がⅠ～Ⅳの4領域にプロットされ，Ⅰは正常，Ⅳは神経症である可能性が高いと判定される。

(5) 矢田部―ギルフォード性格検査（Y-G）

質問紙法形式の性格検査である。抑うつや気分の変化など12の項目に分けられる10問ずつ，計120問からなる質問紙を用いて，人格特性を多次元的にとらえる。

情緒的に安定しているかどうか，社会的適応性があるかどうかの2つの軸に内向性―外向性を加味することによってA～Eの5つのタイプに分類して評価する。

(6) エゴグラム

交流分析理論に根拠を置く自我構造の「スケッチ」である。交流分析では，人間の心（自我構造）には，P（Parent＝親），A（Adult＝大人），C（Child＝子供）の3つの構成要素があり，さらにPは批判的なCP（Critical Parent）と養育的なNP（Nurturing Parent）に分かれ，Cは自由な子どもFC（Free Child）と順応した子どもAC（Adapted Child）に分かれるとする（図3）。それぞれの自我状態を分析する方法を構造分析と呼ぶが，それをグラフ化したものがエゴグラムである。

エゴグラムには，ECL，TEGなどが知られる。これを参考にして，人間が相互に関わり合う（交流する）パターンを分析し，いつも同じやり方でトラブルを起こし，人間関係をまずくする交流の仕方を探り（ゲーム分析），人生における脚本を明らかにして，洞察的に治療に結びつける交流分析を利用した治

表7 Hamiltonのうつ病評価尺度

項目	症状	評価尺度
1	抑うつ気分	気分が沈む,希望がない,どうしようもない感じ,自分がつまらない感じ。 (0) ない。 (1) 質問したときだけ訴える。 (2) 自発的に言葉で訴える。 (3) 言葉ではいわないが,顔つき,姿勢,声,泣きやすいことなどで分かる。 (4) 抑うつ気分だけが言葉や態度に認められる。
2	罪悪感	(0) ない。 (1) 人をがっかりさせたと自分を責める。 (2) 罪業観念(過去にあやまちをしたとか罪深い行為をしたとかくよくよ考える) (3) 現在の病気は何かの罰であると考える。罪業妄想。 (4) 非難威嚇の幻聴および(または)脅迫的な幻視。
3	自殺	(0) ない。 (1) 生きていてもつまらないと感じる。 (2) 死んだほうがましとか死ぬ方法などを考えている。 (3) 自殺を考えたり,自殺の素振りをみせる。 (4) 自殺企画(真剣に自殺を企てた場合)。
4	入眠障害	(0) ない。 (1) ときどき寝入りにくいことがある(30分以上)。 (2) 毎夜眠れないと訴える。
5	熟眠障害	(0) ない。 (1) 一晩中うつらうつらして熟眠できないと訴える。 (2) 夜中に目がさめる。トイレ以外にベッドから離れる。
6	早朝覚醒	(0) ない。 (1) 朝早く目が覚めるがまた眠れる。 (2) 朝早く目がさめ,いったん起きるともう眠れない。
7	仕事と活動	(0) 困ることはない。 (1) 活動(仕事や興味)に対して気のりがしない。無能感,疲労感を感じる。 (2) 活動(仕事や興味)に対する興味の喪失を訴えられるか,または気のりのなさや不快感,気迷いなどからうかがえる(仕事をしたり,活動する場合,自分自身を叱咤しなければならないようである)。 (3) 活動する時間の減少または生産力の低下。入院患者においては雑用を除き病棟の作業や趣味活動に最低3時間従事しない場合には3点をつける。 (4) この病気のために仕事を中断している者。入院患者においては雑用以外に何事も活動的にできず,また手助けがないと病棟内の雑用もできない。
8	精神運動抑制	思考や話し方の緩慢,集中力の低下,自発運動の減少。 (0) ない。 (1) 面接時軽度な精神運動抑制が認められる。 (2) 面接時明らかに精神運動抑制が認められる。 (3) 精神運動抑制が強く,面接が困難である。 (4) 完全な昏迷。
9	激越	(0) ない。 (1) 手や髪などをもてあそぶ。 (2) 手をねじる,つめをかむ,髪を引っぱる,口びるをかむなど。
10	精神的不安	(0) ない。 (1) 主観的緊張感やイライラ。 (2) 些細なことに悩む。 (3) 心配している態度が顔や話に出ている。 (4) 明らかに恐怖感が現れている。

Ⅳ．心身医学的診断法

表7　Hamiltonのうつ病評価尺度（つづき）

項目	症状	評価尺度
11	身体的不安	(0) ない。　　　　　　　　　　消化器系：口渇, ガス, 消化不良, 下痢, げっぷ (1) 軽度にある。　　　　　　　循環器系：心悸亢進, 頭痛 (2) 中等度にある。　　　　　　呼吸器系：過呼吸, ため息 (3) 高度にある。　　　　　　　泌尿器系：頻尿 (4) 何もできないほど高度。　　その他：発汗など
12	身体症状 （消化器系）	(0) ない。 (1) 食欲は減少しているが励ましなしに食べる。腹部膨満感。 (2) 励ましがないと食事をとらない。胃腸薬の投薬を要求する。
13	身体症状 （一般症状）	(0) ない。 (1) 四肢, 背, 頭の重苦しい感じ, 背部痛, 頭痛, 筋肉痛, 疲労感, 無力感。 (2) はっきりした症状がある場合。
14	生殖器症状	性欲の減退, 月経障害。 (0) ない。 (1) 軽度にある。 (2) 明らかにある。
15	心気症	(0) ない。 (1) 体のことが気になる。 (2) 健康のことばかりにとらわれている。 (3) 頻繁に症状を訴え助けを求める。 (4) 心気妄想。
16	体重減少	(0) 体重の減少はない。 (1) 現在の病気によると思われる体重の減少。 (2) 明らかな体重の減少（患者の供述による）。
17	病識	(0) うつ病であり病気であると自覚している。 (1) 病気に対する自覚はあるが, その原因を悪い食物, 気候, オーバーワーク, ビールス休息の不足などのせいにしている。 (2) 病気でないといいきる。
18	日内変動 (A,Bどちらかを記入)	A　症状は朝の方が悪い。　　　　B　症状は夕方の方が悪い。 (0) ない。　　　　　　　　　　 (0) ない。 (1) 軽度にある。　　　　　　　 (1) 軽度にある。 (2) 明らかにある。　　　　　　 (2) 明らかにある。
19	離人症	現実感喪失, 自我感喪失。 (0) ない。 (1) 軽度にある（例えば非現実感や虚無的思考）。 (2) 中等度にある。 (3) 高度にある。 (4) まったくどうにもならない。
20	妄想症状	(0) ない。 (1) 軽度に懐疑的。 (2) 中等度に懐疑的。 (3) 関係念慮。 (4) 関係妄想, 被害妄想。
21	強迫症状	強迫観念, 強迫行動。 (0) ない。 (1) 軽度にある。 (2) 明らかにある。

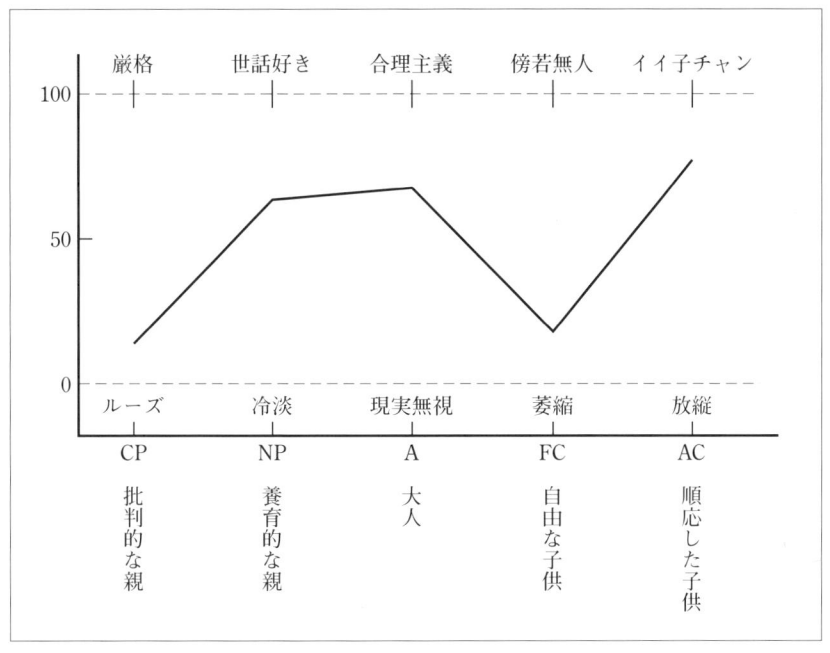

図3　自我状態の分析（エゴグラム）

療体系が存在する。

4. 身体機能関連検査

　心身医学的な身体的特殊検査は自律神経系，内分泌系，脳波系に大別される。いずれも心理的ストレスによる変化は，それに対抗する生体のさまざまな緩衝系によって弱められ軽微な反応に終わることも多いが，一定の意義を持つものとして，次のような検査法があげられる。
①自律神経機能検査法
　　心電図起立試験，マイクロバイブレーション，心電図R-R間隔変動係数，
　　シェロング起立試験
②内分泌テスト

Ⅳ．心身医学的診断法

  血中コルチゾール，尿中 17-OHCS（下垂体―副腎皮質系）
  血中，尿中カテコールアミン（交感神経―副腎髄質系）
③脳波
  大脳誘発電位（聴覚脳幹反応 ABR は脳死判定に不可欠）
  事象関連電位（認知機能を反映する）

V. 心身医学的治療技法

A. 一般心理療法

　心理療法のうち支持療法の一つに分類されるものだが，プライマリケアにおいても，心療内科においても，外来心理療法の基本はこれである．患者自身に，自信を持たせるように支えながら，困難な状況から回復していくのを助ける．
　一般心理療法は，受容，支持，保証の3つの要素を基本にしている．
①受容：患者の苦しみに共感しそのまま受け入れる，そのまま聞き入れる．治療者自身の解釈を先行させることはくれぐれも控えること．聞いてくれそうな人間にでないと人間は苦しみを打ち明けることができない．話し終えると多くの患者は元気づく．
②支持：患者が悲観的にならないように配慮すること．必ず症状が良くなることを繰り返し強調する．
③保証：機能的な障害であることが判明したとき，なるべく病気の性質を説明し，合理的な治療を行えば，必ず症状は好転することを保証する．
　これらを通じて，治療者の態度として重要なことは，正直であり，かつ寛容であること．転移，逆転移の洞察から機制の扱いが問題になりそうであれば，自然に簡易精神療法的なアプローチに移行していけばよいし，行動日誌をもとに症状の階層化が図れるような面が感じられれば，行動療法的なアプローチを加味すればよい．
　より洞察的で構造化された簡易精神療法をまとめた表8を参考に示す．

B. 自律訓練法

　シュルツ Schultz,J.H. によって考案された，身体の力を抜いてリラックスすることにより精神の安定や身体の機能面のバランスをとることをめざした治療法．身体の面から心へアプローチするもので，身体をホメオスターシス状態へ変換させるとともに，特有の受動的集中から意識の変容状態を生じさせる．

Ⅴ．心身医学的治療技法

表8　簡易精神療法

対　象		正常ないし比較的正常に近い自我を持ち，知的水準の低くない，小児思春期から老年初期までの心身症 ただし緊急症状を有するものは除く
方　法	技　法	対面法または90度法 10～20分または30～40分の対話
	内　容	主として最近の生活状況，対人関係，その他の葛藤や不満など
	医師の態度	傾聴，支持的態度（柔軟な積極性），陽性感情をつくる
	治療の目標	あやまったやり方に気づかせ，現実生活への適応をはかることに心身相関を悟らせる
	併　用	適時，助言や再教育を加える 向精神薬物療法，環境調整，自律訓練法などを併用
	治療期間	だいたい3～6ヵ月，他の治療法を併用すると短縮できる
経　過		(1) 治療への導入　――ラポールの形成へ (2) 不適応の原因，心身相関のメカニズムの見当づけ，解釈 (3) 自己洞察的に　　　　　　洞察の展開 　　　再教育的に (4) 仕上げ　――現実適応の援助，自主独立へ

　外来で簡単に指導できる利便性がある。また，健康者や半健康者のグループにおけるリラックスを得る集団指導にも利用できる。洞察的精神療法や他の行動療法的アプローチと組み合わされることが多い。

　標準的には背景公式と6つの段階の基本公式からなるが（表9），一般的な緊張緩和の方法としては，「気持ちが落ち着いている」という背景公式，「手足が重たい」という公式1の重感練習，「手足が温かい」という公式2の温感練習までで十分である。食後に静かなやや暗めの部屋で緩めの服装をして仰臥位または背もたれのある椅子で行うのが望ましい。1日3回，1回5分以内にとどめ，右腕―左腕―右足―左足の順番に「右手が重たーい」と受動的に注意を向けていく。練習が終わったら必ず伸びをして消去動作を行うようにする。

　著者は外来で指導して自宅でも試すようにすすめるがかなりの効果がある（表10）。

表9　自律訓練法

・準備：静かでリラックスできる場所，姿勢
・方法：一分間イメージ・覚醒を3回繰り返すか3分間
　　　　習得している全ての公式を施行し，最後に消去

背景公式（安静練習）------------------「気持ちが落ち着いている」
第1公式（重感練習）--------------------「両手両足が重たい」
第2公式（温感練習）--------------------「両手両足が温かい」
第3公式（心臓調整練習）-----「心臓が静かに規則正しく打っている」
第4公式（呼吸調整練習）----------------「楽に呼吸をしている」
第5公式（腹部温感練習）--------------------「おなかが温かい」
第6公式（額部涼感練習）--------------「額が気持ちよく涼しい」

表10　自律訓練法の治療効果

症例	公式	自律性状態	リラックス	効果
A.K	1〜6	++	+	著効
N.H	1〜6	+	+	有効
T.S	1・2	±	+	著効
Y.M	1・2	+	+	有効
N.Y	1・2	±	+	有効
K.T	1・2	±	+	やや有効
M.I	1・2	−	+	やや有効
T.U	1・2	±	+	やや有効
S.H	1・2	−	−	不変
T.T	1・2	−	−	悪化

C. 行動療法

　行動（学習）理論では，人間の行動はすべてそれまでの経験や訓練を通して学習されたものであるとみなす。したがって，行動療法では，誤って学習された不適応行動の消去，修正，あるいは適応行動を新しく学習させることが目標となる。

　不安などの症状への手がかりを得やすく，緩やかな構造の中で臨めば，一般臨床への応用範囲は広い。前述の自律訓練法も行動療法の多様な技法の一つで

Ⅴ. 心身医学的治療技法

ある。

1. 治療の実際

　まず治療に先だって行動分析を行う。認知論を加味した行動理論では，疾病の過程を，S：先行刺激（誘発因子），O：生体変数（準備因子），R：反応，K：随伴刺激（強化因子），C：結果という行動公式（S−O−R−K−C）で考えるが，すべての因子についての分析を行う。
　以下の項目，手順による検討がなされる。
①現在の問題行動は何か。
②問題行動がどのような刺激または強化子により生じているか。
③問題行動の持続にどのような刺激または強化子が関与しているか。
④消去すべき問題行動にはどのような治療手続きが必要か。
⑤望ましい行動を形成するにはどのような刺激または強化子が必要か。
⑥望ましい行動の形成のためにどのような治療技法が必要か。
　会社に適応できなくなり，通勤が苦しくなりついに外出できなくなった例について分析を行ってみる。
　（S）は会社の上司が本人に辛くあたること。（O）は本人の性格の固執性，過度に干渉的な親の養育態度。（R）が回避反応としての出社拒否，恐怖症。（K）は一時的な安定と親や伴侶や上司などの気遣いの獲得。
　一般にこのような分析が可能だが，これを次のように観察可能な形に変える。
①行動記録表を用いて，問題となる行動（たとえば外出困難）がどのような状況下で，どのような時間，場所でより強く出現するか，また頻度は，などをチェックする。
②症状の程度を尺度化し図示する。症状が痛み，不安，緊張，恐怖，抑うつなど図示しにくい場合は，最高に激しい場合を10点として，最低を0点として主観的に尺度化することが可能である。
③①と②から症状に関する情報が得られた段階で，不安自覚点数（SUD）を用いて不適応行動（外出困難）の系列化を図る。そのとき患者が不安を感じ

ない場面（SUD＝0）から最高に感じる場面（SUD＝100）までを得点化して，段階的に一連の不安場面を系列化する（表11）。表中には，家族とともに短時間リラックスできる外出から，遠くに一人で電車で出かけるところまで系列化されている。

これにより，本例が多因子による疾病である可能性は否定できなくても，まず，不安や恐怖を伴う外出困難をコントロール可能な症状として抽出することができる。このコントロールをめざすことで，心身相関への気づきがよくなり，他の症状への汎化も期待できる。これが基本的な行動療法の手順といえる。

2. 主な治療技法

a. レスポンデント（古典的）条件づけに基づくもの

逆制止に基づく拮抗的条件づけといわれるもので，動物に生来反射的に備わっている無条件刺激に対応する無条件反応の存在を前提にしている。

①**系統的脱感作**：ウォルピ Wolpe, J. によって確立された，不安や恐怖などの負の情動反応を除去するために，逆制止現象を用いた代表的な治療法。逆制止とは，不安を起こすある刺激と拮抗する刺激を不安場面で生じさせて，刺激—

表11 不安階層表（症例 S. O. 外出恐怖例）

不　安　状　況	SUD（点）
1.　家族とともに家の周囲を15分間散歩する	10
2.　家族とともに家の周囲を30分間散歩する	20
3.　空いている時間帯を選んで近くのスーパーへ家族と買い物に行く	30
4.　ひとりで家の周囲を15分間散歩する	40
5.　ひとりで家の近くのスーパーへ買い物に行く	50
6.　最寄り駅前の商店街へ家族と出かける	60
7.　家族同伴で1駅だけ電車に乗る（5分間）	70
8.　ひとりで1駅だけ電車に乗る（5分間）	80
9.　家族同伴でY市まで電車に乗り（30分間），デパートで買い物する	90
10.　ひとりでY市まで電車で出かけ，買い物する	100

（筒井末春：行動科学概論．人間総合科学大学，2000）

不安の結びつきを弱めること。具体的には，不安項目について不安系列を作成し，最も弱い不安情景から弛緩訓練を行いながら消失させ，次第に不安の程度の高い情景まで到達する。

　弛緩状態を現出させるには，漸進的弛緩法または自律訓練法を用いるが，そのとき想起させる弛緩（リラックス）のイメージは，漠然とした理想的なものではなく，患者が実際に経験して隅々まで描写できる具体的な場面であることが望まれる。

②**断行訓練**：心身症や神経症などでは，一般に自己主張を抑える傾向があり，そのために神経症的不安が高まることが多い。そこで，自己主張や怒りの表現を試みるように指導し，不安に逆制止をかける方法。

③**性的反応**：性不能症の治療に用いられるもので，パートナーの協力のもと，性的興奮を不安反応に拮抗するものとして利用する。

b. オペラント（道具的）条件づけに基づくもの

　すべての行動の起こる頻度とその持続時間は，その行動に伴う結果が報酬につながるか罰につながるか，あるいはその量はいかほどかによって左右されるとする理論。ラットのレバー押し反応で知られるスキナー Skinner,B.F. によって完成された。

　オペラント学習では，行動は正の強化因子（報酬）によって増加し，負の強化因子（罰）で抑制される。正の因子としては親や周囲の賞賛や注目，食物や褒美や金銭があり，負の因子としては体罰や叱責，好きなものを取り上げることなどが含まれる。

　代表的な技法としては次のものが知られる。

①**行動形成法**：患者の行動レパートリーの中に，強化する目標にできる反応がすでに含まれている場合には，正と負の強化因を操作してそれを高めることができるが，目標とする反応が認められないときには，最初はもっと低次元のものから行動を形成していかなければならない。

②**タイムアウト法**：不適応反応を維持している強化因を特定できないときに有効な方法で，比較的短期間強化の可能性のあるすべての因子を一切断ってしまう。たとえば，攻撃行動を示す学童の強化因が特定できないとき，いったん教室から遠ざけて，タイムアウト室として用意した部屋に移す。

③**強化の条件つき撤去法**：不適応反応が起きなければ正の強化因を提示しつづける。チックの治療において，患者の好む音楽をチックが出現すると中断することによって効果が得られる。

タイムアウト法や本法は処罰的要素を含むので用いる時は慎重を期する必要がある。

④**逆転条件づけ法**：不適応反応を維持している強化因を用いて，それと拮抗する望ましい適応反応を強化する。たとえば，教室で落ち着きなく他の児童へ暴力行為を示す症例に対して，正の強化因は教師の承認であるが，暴力行為には無視を，拮抗する机に向かう姿勢には承認を与える。

⑤**トークン・エコノミー法**：施設や病院などの極度に単調な状況を打開するために考案されたもので，トークンとは代用貨幣をさし，施設内や病院内でいろいろな品物や得点と交換しうるもの。望ましい行動に対してはトークンが与えられ，望ましくない行動では取り上げられる。

c. 社会的学習（モデリング）理論

主にバンデューラのモデリングとセルフ・エフィカシーに論拠をおく。モデリングとは見聞のみによる行動変容をさしており，観察者はモデルを観察するのみで認知的活動が惹起され，情動反応もモデルの快適あるいは苦痛な反応を観察することで同様の反応を生じる。これによって，他者あるいは外的に与えられる強化のみにより変容できると考えるより，複雑な人間の行動を，ずっと自然に広範に説明することが可能となる。セルフ・エフィカシーはある結果を得るために必要な行動を自分はどの程度確実にこなせるかを予期する力といえるが，モデリングを支える概念である。

モデリング法で用いられる技法には次の3つが知られている。

a) 実物のモデルを使うライブモデリング。
b) VTRや映画などの媒体を使用する象徴モデリング。
c) 患者自身にモデルをイメージ化させる内潜モデリング。

d. 認知行動療法

オペラント条件づけの検証過程の中でのセリグマンの「学習された無力感」などへの洞察から，抑うつ状態が形成される過程において，原因帰属の型が影

響を及ぼしていることが注目された。その流れの中，治療者によるクライエントへの積極的な働きかけと歪んだ思考への反駁が必要であるとするエリスEllis,A. の合理—情動療法に端を発し，ベックBeck,A.T. によって確立された認知療法とバンデューラの社会学習理論が結合する形で認知行動療法が提唱されるにいたったが，自己言語化法，社会的スキル訓練法，認知再構成法など多数の療法が提唱されている。うつ病，パニック障害，強迫性障害，適応障害，摂食障害など不安，抑うつ系列の多くの障害が適応対象になる。

D. バイオフィードバック法

普段は気づきにくい血圧，脈拍，筋電図，皮膚温などの変化や反応を工学的装置（BF装置）により測定し，その結果を光や音やメーターの数値など人間が知覚しやすい情報に置き換えて被検者にフィードバックし，生体反応の制御を助ける（図4）。最終的には，装置の助けを脱して，自分の力だけで制御することが目標になる。

E. 薬物療法

抗不安薬，睡眠薬についての原則的な使用法を示す。抗うつ薬については別掲。

1. 抗不安薬

従来より19種類のベンゾジアゼピン（benzodiazepine：BZ）系抗不安薬が使用されている。作用の強弱や作用時間の長短は表12の通りで，QOLを重視したいとき，十分な抗不安効果を得たいときによってさまざまに使い分けが可能である（表13）。

1996年に非BZ系のセロトニン受容体5－HT_{1A}に選択的な作用を持つタンドスピロン Tandospirone（セディール）が登場した。この薬剤は抗コンフリクト作用がジアゼパム Diazepam とほぼ同等で，筋弛緩，強調運動抑制，麻酔

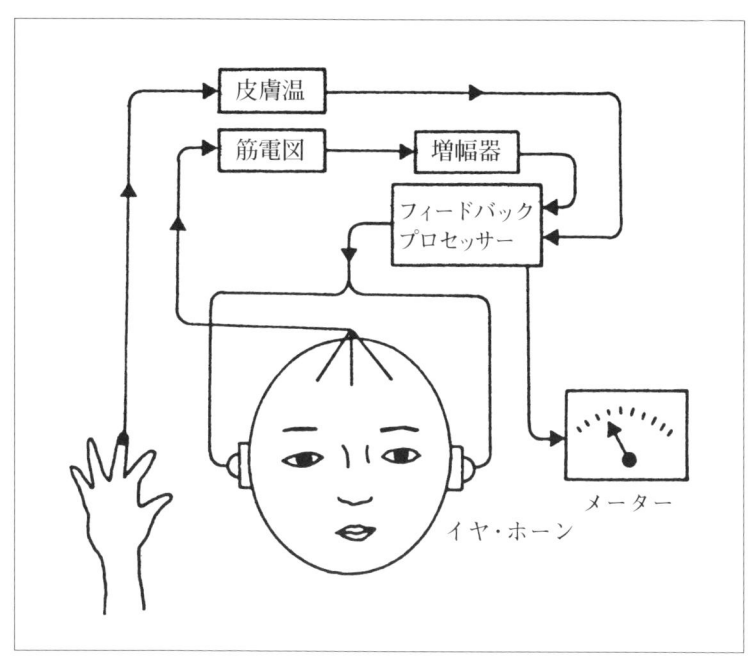

図4 皮膚温および筋電図(生体フィードバック法)
(筒井末春,中野弘一:新心身医学入門.南山堂,1996)

増強作用をほとんど示さない。また,セロトニンが枯渇した状態のうつ病や強迫性障害においてSSRIの効果増強作用が示唆されている。

2. 睡眠薬

　睡眠障害は,入眠障害,中途覚醒,早朝覚醒の3型に分類して理解されるが,それぞれのポリグラフをを示す(図5,6)。
　睡眠障害に対する一般的な指導として次のような点があげられる。
①規則正しい睡眠覚醒リズムの確立(就寝時間,起床時間を一定に)。
②日中の適度な活動と十分太陽光にあたること。
③入眠直前の激しい運動と高温での入浴の禁止。

V. 心身医学的治療技法

表12 ベンゾジアゼピン系抗不安薬

抗不安作用	作用時間	一般名	主な商品名	1日用量(mg)
弱	短	オキサゼパム[※1]	ハイロング	20～90
		クロチアゼパム	リーゼ	15～30
		トフィソパム	グランダキシン	150
	長	オキサゾラム	セレナール	30～60
		メダゼパム	ノブリウム, レスミット	10～30
		クロルジアゼポキシド	コントール, バランス	15～60
中	短	フルタゾラム	コレミナール	12
		アルプラゾラム	コンスタン, ソラナックス	1.2～2.4
	長	ジアゼパム	セルシン, ホリゾン	4～20
		フルジアゼパム	エリスパン	0.75
		メキサゾラム	メレックス	1.5～3
		クロラゼプ酸二カリウム	メンドン	15～30
		プラゼパム[※2]	セダプラン	10～20
		ロフラゼプ酸エチル[※2]	メイラックス	1～2
強	短	エチゾラム	デパス	1.5～3
	中	ロラゼパム[※1]	ワイパックス	1～3
		ブロマゼパム	セニラン, レキソタン	4～15
	長	クロキサゾラム	エナデール, セパゾン	2～8
		フルトプラゼパム[※2]	レスタス	2～4

※1 活性代謝物質がほとんどない　※2 1日2(～1)回投与でよい
(大谷純:向精神薬を処方する際の注意. 臨床と薬物治療, 15〈10〉, pp831-834, 1996)

④入眠前のコーヒー, 茶, 多量な飲酒の禁止。
⑤入眠しようと焦りすぎないこと。
⑥睡眠に関する正しい知識の教育

　以上のような注意を与えつつ, 睡眠薬の投与を行う。睡眠薬は表14, 15のように分類される。

F. その他の心理療法

　精神分析, 行動医学, 薬物療法の基礎理論に実際的な媒体を組み合わせてさまざまな療法が考案されている。日本心身医学会が「心身医学の新しい診療指

F. その他の心理療法

表13 ベンゾジアゼピン系抗不安薬の薬理作用の比較

一般名	抗不安作用	筋弛緩作用
ジアゼパム	1.0	1.0
オキサゾラム	0.13	0.1
フルジアゼパム	6.5	5.1
アルプラゾラム	2.5	3.0
クロチアゼパム	0.5	0.3
エチゾラム	4.5	2.5
メキサゾラム	1.6	0.6
ロラゼパム	0.6	3.0
ブロマゼパム	2.5	1.4
メダゼパム	>1.0	0.4
クロキサゾラム	1.5	0.4
フルトプラゼパム	5.8	1.4
ロフラゼプ酸エチル	2.0	0.24

（大谷純：向精神薬を処方する際の注意.
臨床と薬物治療, 15〈10〉, pp831-834, 1996）

針案」としてあげるものを示すが（表16），中国医学などの伝統医学やカイロプラクティックなどの新しい医学体系や古来より伝承されてきた民間療法などは，相補, 代替医療と呼ばれ，広く展開している。

　米国では，NIH（国立衛生研究所）内に国立相補, 代替医療研究センターが設置されより包括的なアプローチが行われている。患者から試してみたいとの申し出を受けることも多く，一応の知識を備えておくことが望まれる。

Ⅴ．心身医学的治療技法

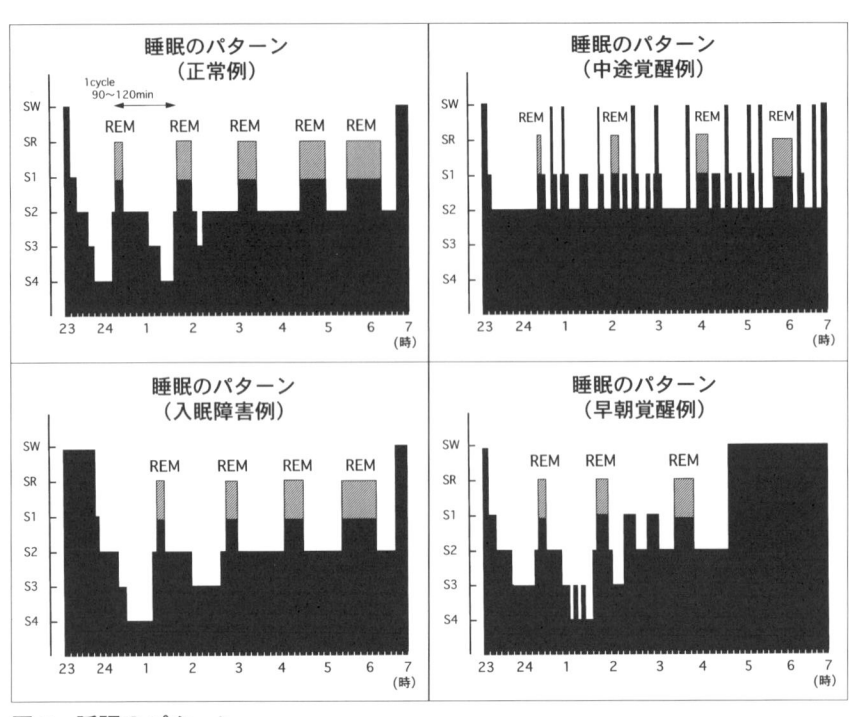

図5 睡眠のパターン

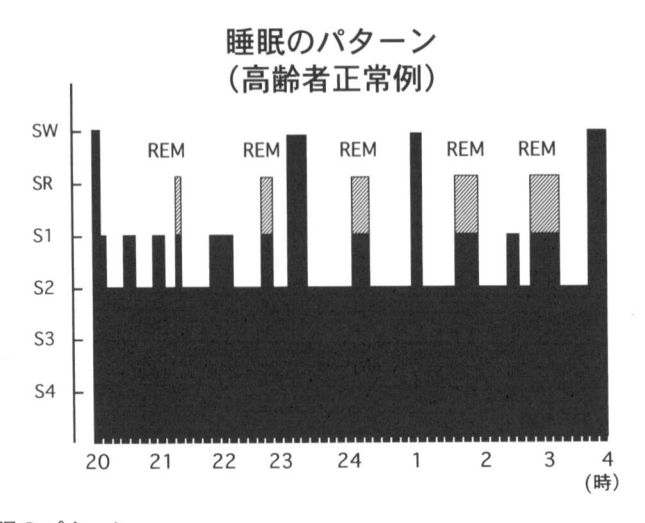

図6 睡眠のパターン

F．その他の心理療法

表14　睡眠薬の分類

	BZ系	非BZ系
長半減期群 （数日）	ダルメート　ベノジール ソメリン　ネルボン　ベンザリン ドラール	——
中間半減期群 （12～24hr.）	ユーロジン　エミリン サイレース　ロヒプノール	——
短半減期群 （6～12hr.）	レンドルミン　エバミール ロラメット　デパス　リスミー	——
超短半減期群 （6hr.以下）	ハルシオン	マイスリー アモバン

表15　睡眠薬の睡眠パターンに与える影響

睡眠段階＼薬物系列	バルビタール	BZ系	非BZ系
覚醒段階	↓	↓	↓
第1段階	→	↓	↓
第2段階	↑↑	↑	→
第3＋4段階	↓	↘	↑
REM段階	↓↓	↘	→
REM段階（離脱夜）	↑↑	↗	→

Ⅴ．心身医学的治療技法

表16　心身医学的な治療（心身医学の新しい診療指針案）

1. 一般内科ないし臨床各科の身体療法	14. バイオエナジェティックス療法
2. 生活指導	（生体エネルギー療法）
3. 面接による心理療法（カウンセリング）	15. 読書療法
4. 薬物療法（抗精神薬）	16. 音楽療法
5. ソーシャル・ケースワーク	17. 集団療法
6. 自律訓練法，自己調整法	18. バリント方式
筋弛緩法	19. 東洋的療法
7. 催眠療法	森田療法
8. 精神分析療法	内観療法
交流分析	絶食療法
9. ゲシュタルト療法	針灸療法
10. 行動療法	漢方療法
バイオフィードバック療法	ヨーガ療法
11. 認知療法	禅的療法
12. 家族療法	気功法
13. 作業療法	20. 芳香療法
箱庭療法	21. 温泉療法
遊戯治療法	

（日本心身医学会）

VI. 疾病論

A. 心身症の一つの見方

　1991年の「心身医学の新しい診療指針」によると，心身症とは「身体疾患の中で，その発症や経過に心理社会的な因子が密接に関与し，器質的ないし機能的障害が認められる病態をいう。ただし，神経症やうつ病など，他の精神障害に伴う身体症状は除外する」と規定されている。

　とても苦心して編み出された定義だと思うが，「では，こんな場合はどうなるのか？」とやや首を傾げざるを得ない面も多そうだ。しかし，たしかに中核群としてこの定義の通りの病態が存在することに疑いの余地はないし，「心療内科」の標榜を念頭に置いた時期に作成されたものでもあり，各方面への配慮を考えると十分に納得できる。

　種々のストレッサーによって惹起された心身のストレスは大脳の新皮質に影響を及ぼす。この刺激が大脳新皮質から情動の中枢である大脳辺縁系を介して視床下部に伝えられ，さらに下部への投射経路を経て脆弱な器官に過剰な刺激が加えられるとするのが心身理論であるが，これはストレッサーを心理社会的なものに限らない場合も含めて，一般的に疾病成立，慢性化の機序をあらわしたものとして非常に妥当性の高いモデルだと思う（図7）。

　心身症と類縁疾患としての自律神経失調症，仮面うつ病などとの関連性，相違，鑑別診断が問題になることがある。これら従来からの疾患名にDSM分類，ICD分類など別系統の疾患名がからみ，病名についてはかなりの混乱がみられる。それぞれの定義に従う典型的，中核的な病態が存在することは間違いなく，それぞれ妥当性の高い病名ではあるが，たがいにオーバーラップして弁別が難しいものも多く，プライマリケアで厳密な診断にこだわることの意義は大きくないと思う。

　心身理論に照らしておおまかにいえば，自律神経失調症は，投射経路として明確に視床下部以下の末梢性アドレナリン―ノルアドレナリン系（交感―副交感神経）が関与している病態，仮面うつ病はやや中枢性あるいはセロトニン系

Ⅵ. 疾病論

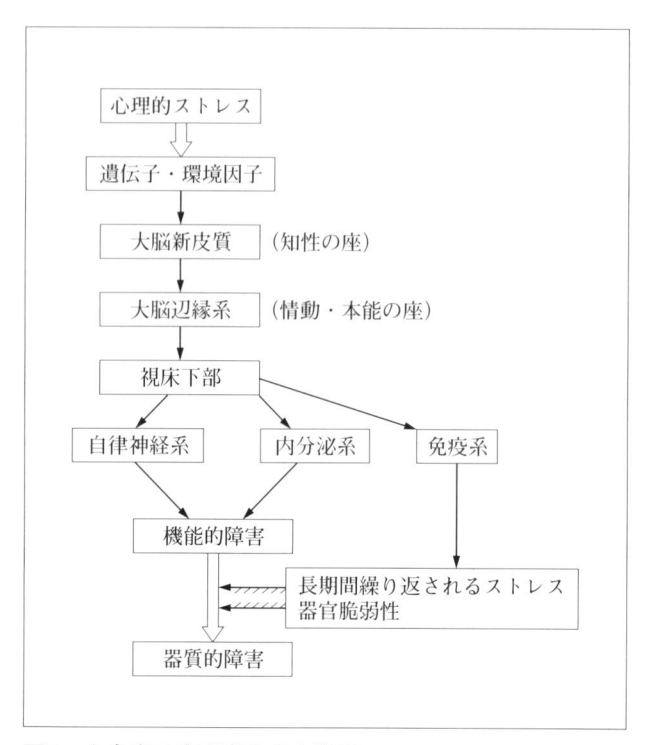

図7　心身症の生理学的成立機序
（筒井末春，中野弘一：新心身医学入門．南山堂，1996）

が大きく関与している病態という表現が可能かもしれない。

　セロトニンの経路は今後心身医学的な疾病を診るうえで重要性が増すことは確実と思われる。セロトニン受容体は現在までに，5-HT（ht）1A，1B，1D，1E，1F，2A，2B，2C，3，4，5A，5B，6，7，の7つのサブファミリー，14種類のサブタイプが中枢，末梢にわたって確認されており，セロトニン系投射経路は感情，認知，感覚，リズム，疼痛，食欲，睡眠など生体の統括的な調整機能をつかさどるものとしての認識が深まりつつある。抗うつ薬で疼痛が軽減する例なども，末梢まで含めたこの経路を念頭におくと理解しやすい。

B. うつ病（うつ状態）の診療

1. プライマリケアにおけるうつ病

　心身医学を修めたプライマリケア医として一般内科医から最もよく相談を受けるのは，たぶん，うつ病（うつ状態）の診療に関してである。どう診ればよいのか？どう治せばよいのか？第一，自分たちのところにやってくる患者のうちうつ病はどのくらいいるものなのか？そして，それは診なくてはならないものなのか？

　うつ病は大脳皮質が絡む病態であるため，軽い重いにかかわらず独特の精神症状を持つが，精神疾患の中では体重減少など格段に身体的要素のつよいものである。そして，一部の重症難治性のものを除いて，多くのうつ病は一般医がフォローすべき疾病である。それは，喘息や糖尿病でも，一部重症例は専門家にしかあつかえないが，その他の症例は一般医が多くを抱えているのと同じ意味を持つ。

　一般科医のためのうつ病診療の啓蒙的手引書は数あり，なかなかの良書も多い。それらを読むときのひとつのポイントは，そこではうつ病が，投薬や休養で比較的簡単に軽快する身体的，精神的「信号」としてとらえられているのか（この場合うつ病は「心の風邪」とするとらえ方が可能である），もっと生活史や長年育まれた認知の歪みの総体としての慢性的なもの，つまり「象徴」としてとらえられているのかをある程度意識することだろうと思う。精神科の先生が長い臨床経験から書かれている著作には両者が渾然一体となっている場合がある。たとえば，軽症例の多くは，病前性格とはあまり明確な関連性がないように感じられる。

　ここでは，プライマリケアの場に他の疾病に混じって普通にやってくるうつ病の患者をどう診断し，どう治療あるいは対処すればよいのか，筆者の経験と感じるところを述べてみるが，ぜひ上述のようなことを念頭において読んでほしい。

Ⅵ. 疾病論

2. うつ病の頻度

　米国など国外に限らず，わが国でも軽症うつ病の80％がプライマリケア医を最初に訪れ，米国では，プライマリケア医を受診する患者の10％がうつ病，わが国でも1985年の藤井の報告で総合病院一般科を初診した患者の6％がうつ病とあり，このパーセンテージはこの十数年でさらに上昇する傾向をみせている。内科と心療内科を標榜する芝山内科の1999年の統計では総受診患者数の約10％がうつ病，逆に精神科と神経科のみを標榜する中野クリニックでは1995～1999年まで年次別に36.8％から19.2％に低下傾向。筆者の診療する内科医院でも初診にこだわらず全患者中のパーセンテージであれば，少なく見積もっても10％近くはうつの状態を示している。慢性疾患に限ればこの率はさらに上がると考えていいだろう。

3. うつ病の症状

　医師のもとを訪れるとき，患者は必ず何か訴えたいことを持つわけだが，うつ病患者の発見を難しくしている理由のひとつに，「身体症状も精神症状も患者が自ら訴える内容は医師が積極的に聞き出した内容よりもきわめて少ない」という原則がある。10人に1人はうつ病患者がいることを念頭において，どうも怪しいと思うときは積極的にうつを疑うべきである。確信を得るのは，再診時（2回目以降）で十分である。

a. 精神症状について
　精神症状には次のようなものが挙げられる。
①抑うつ気分（憂うつ感）
　気が滅入って憂うつ。すぐ泣いたり悲しくなる。以前楽しめたことに興味が持てない。
②意欲・興味の減退（おっくう感）
　わけもなく疲れエネルギーの欠乏を感じる。新聞を読んだり，テレビを見る

ことに集中できない。物事をやるのがおっくう。
③仕事の能率の低下
　考えがまとまらない。決断するのが困難。体がだるい。
④不安・取り越し苦労
　将来に希望が持てない。生活に充実感がない。自分はつまらない人間だ。
⑤その他の症状
　離人症状（景色がピンと来ない。自分でないような），強迫症状（手洗い強迫など），自殺念慮など。
　並木によると，内科外来でこれらの症状は患者が訴えたものが2～4％なのに引き換え，医師が聞き出した場合は60～90％に達する（表17）。

b. 身体症状について

　一方，身体症状として認められるのは，睡眠障害（早朝覚醒），朝の不調，食欲不振，体重減少，全身倦怠・疲労感，首や肩のこり痛み，頭痛，動悸，腹痛，めまい，性的衝動の減退などであるが，こちらも並木によると精神症状ほどではないにしろ，患者が訴えたパーセントは全身倦怠・疲労感の58％以外は睡眠障害など実数の多いものでも20％台に過ぎない。

c. 疑って聞き出すことが大切

　疑って聞き出すことの大切さとともに見逃されることがいかに多いかも納得させられる数字である。カートンKaton, W.はうつ病の症状が見逃されやすい理由として以下のようなものを挙げている。

表17　うつ病患者の症状の提示—医師の聞き方でこんなに違う

		訴えた%	聞き出した%			訴えた%	聞き出した%
うつ病の身体症状	睡眠障害	26	94	うつ病の精神症状	意欲・興味の減退	4	91
	疲労感・倦怠感労	58	89		仕事の能率低下	2	85
	首・肩のこり	22	84		抑うつ気分	3	70
	頭重・頭痛	23	68		不安・取り越し苦労	2	58

（並木正義：内科からみたうつ病—身体症状を中心として—．心身医学18：pp15-20，1978）

(a) 生活面で大きな変化がなくても、一過性の気分の落ち込みや抑うつ気分は日常生活でもしばしば認められているので、うつ病の症状も「普通の症状」として見逃されてしまう。
(b) 愛するものの死などの生活上の出来事に対する「正常の反応」の場合でも、うつ病の症候に類似した症状を呈するので、うつ病の症状が正常のものとして理解されてしまう。
(c) 身体疾患を持つ患者の場合には、それらの症状にとらわれてしまって、うつ病の症状に注目しなくなる。それへの「普通の反応」だと理解してしまう。
(d) うつ病にもさまざまな重篤度のものがあるため、うつ病の概念がつかみにくい。
(e) うつ病の症状のうち、患者は身体症状のみを選択的に提示してしまう(精神症状は訴えにくい)。

4. 初診時とくに注意を要する点

プライマリケアで初診時うつ病を疑うために、また、「うつ」だと感じたときどうすればよいのか考えるにあたっていくつかの原則をあげてみたい。

a. 患者が気分的な訴えをする場合

内科領域で前述のごとく患者がこれを訴えるケースは極めて少ない。憂うつ感、おっくう感を訴える場合は、その調子にかかわらず、病型診断にこだわることなく、大きくうつ周縁の疾病として対処する。初診時においては、気分障害の中での病型分類に限らず身体表現性障害、不安障害などは鑑別の紛らわしい疾患であるが、これらはいずれも経過を追っていく過程で明らかになるものであり、うつとしての治療を必要とする側面を持つ。明らかに重い抑うつ気分を前面に出す患者、抑うつ気分が明確に感じられなくても不安、焦燥が強い場合は速やかに精神科専門医に紹介する方がよいだろう。

b. 身体症状が中心の患者の場合

不定の身体愁訴が続くが客観的な所見がないケースでは必ずいくらかの倦怠

B. うつ病（うつ状態）の診療

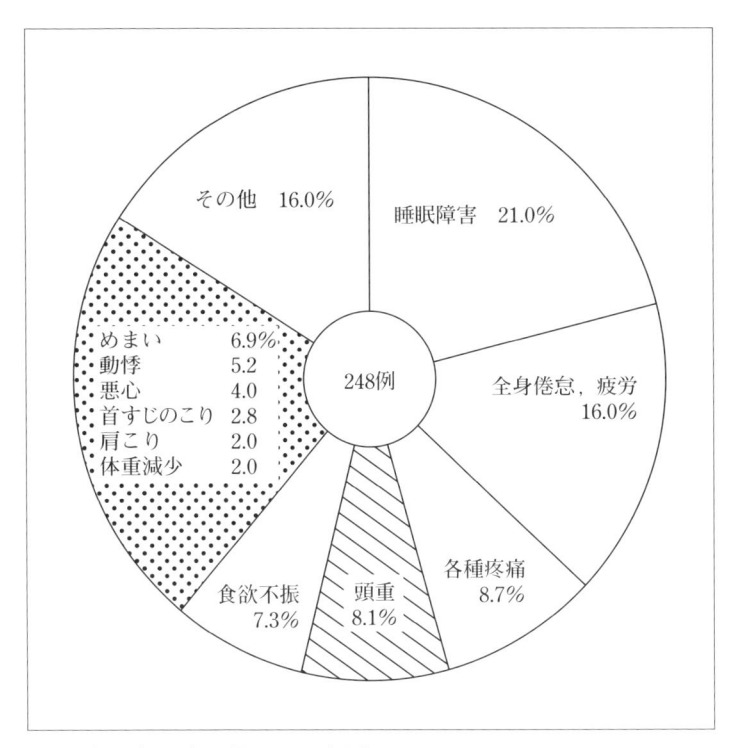

図8 仮面うつ病に見られる主訴

睡眠障害 21.0%
全身倦怠，疲労 16.0%
各種疼痛 8.7%
頭重 8.1%
食欲不振 7.3%
その他 16.0%
248例

めまい 6.9%
動悸 5.2
悪心 4.0
首すじのこり 2.8
肩こり 2.0
体重減少 2.0

（筒井末春（編）：抗うつ薬の進歩．医薬ジャーナル社，1992）

感を伴い，この際ある程度の気分の落ち込みなどを伴うのが普通であり，いわゆる仮面うつ病の場合である（図8）。問題は身体的な訴えしかない場合だが，身体的な訴えしかなく（再診での問題になるかと思うが），検査上異常があるケースでももちろん「うつ」は存在する。筆者は必ず「身体症状が続いて疲れないか，だるくないか，辛くないか」という一言と，うつ病の身体症状としてパーセンテージが格段に高い睡眠障害（特に中途覚醒と早朝覚醒）と食欲不振，頭痛，体重減少について全例に問診する。そして，答える際の表情，姿勢，声，立ち居振舞いに注目する。患者にとってはこの問いが，意外な質問の場合もあれば，まったく意味のない質問の場合もあり，自分の訴えたいことの核心に触れる質問の場合もある。これがパスワードになって，話がうつに進む場合もあるし，何かがにおい始める場合もある。

Ⅵ．疾病論

c. 最初からライフイベントの相談に乗らない（まず休養と投薬）

　プライマリケア医が初診時からうつであると疑えるような症例はほぼ何らかの形でうつ状態を持っているのは間違いない。このとき医師が患者から直接的な反応性うつの原因（ストレッサー）と思われるライフイベントを聞き出せることも多い。離職すべきかどうか迷っている，結婚，離婚で悩んでいる，など。しかし，最初からライフイベントと呼べるような大きな出来事，問題に関して指示的な対応は控えるほうがよい。患者の判断力は鈍っており，思考能力は低下して，否定的な考え方に傾いている。

　まず，投薬と休養で「あなたが十分に考えることができる状態になってからいろいろなことを決めよう」と，患者のイベントに共感を示しながらも，重大な決定は下さないように対応し，患者にもそのような対応を求めるべきである。このような場合によくプライマリケアの医師から「心療内科の先生はすごいですね。患者さんの話をよく聞きますね。私はすぐ薬を使ってしまうんですが」と話しかけられることがあるが，薬はすぐ使った方がよいのである。

　現在のうつ病治療において初診時に薬を使ってはいけないケースというのは，患者がかたくなに拒否するときなど，きわめて例外的なものに限られる。困るのは次の戦略がない薬の使用なのである。薬が効けば診断と治療が進む。薬が効かなくても診断は進むのであり，これは重要な情報となる。薬が効いてきたところでゆっくりとライフイベントの話を始める。

　その他に，うつ病であることをはっきりさせようとして根掘り葉掘りの質問にならないこと。質問に答えること自体にかなりエネルギーが必要なケースもある。とくに性格的なもの，生活の中での病因については，共感的な雰囲気の中で次回も必ず診察に訪れる確約を取って，2回目以降ゆっくりやる方がよいことが多い。このエネルギーを消耗させないという観点から，がんばらせること，旅行を進めたり，気分を紛らわせる趣味などを勧める行為は慎むこと。とにかく体と心を休めることを地道に説く。

5. 心理テストについて

　精神,身体症状からある程度うつ病が疑える場合心理テスト（別項で解説）の実施が問題になる。HAM-D, MINI-D, SDS, SRQ-Dなど優れた検査法が考案されているが,スコアでうつ病の有無を診断するという意味では筆者はあまり重用しない。バイアスの問題がクリアできないし,心理テストに示されているおもな具体的な症候を面接で確認してゆく方がよい。たとえば,SRQ-Dなど身体症状を広く拾ってあるタイプのものでは,憂うつ感やおっくう感など精神症状が主体になる場合は相対的に全体のスコアは低くなる傾向がある。問答形式でやればそれほど時間はかからないし,質問内容はいずれもうつ病の核心をついているし,情報量はこの方がずっと多い。どれかひとつに慣れればよい。筆者は2回目以降の診察で使用することも多い。老年者向けのスクリーニングテストとしてはGDS-15が妥当性,信頼性に優れ日常臨床で用いやすい。

　心身医学の勉強を始めた頃心理テストの情報をもとにうつ病の患者を見分けようと必死になった時期があるが（たとえばSRQD＝18点の人はこんな顔をしているのかと）,バイアスを頭にいれながら活用できるまでにはかなり年月がかかる気がする。治療者が自分の学習のつもりでやるのなら悪くないと思う。

　さらに学習を進めば,うつ病における心理テストは認知の歪みを修正する認知療法的なアプローチの中で,活動記録表,出来事記録表などとともに治療内容と密接に結びついた形で利用されると,身体的な慢性疾患との共通点が見えたりして面白いし,プライマリケアの心身医学的な側面の理解が深まる。

6. 臨床類型

　はじめに確認しておかなければならないのは,うつ病の原因はわかっていないということ。したがって,内科における原因—症候的な分類はあり得ない。そこでうつ病をあつかう議論をかみ合わす上で最も有用なのは徹底的な現象チ

ェックに基づいた分類法ということになる。その意味では，まず米国精神医学会によるDSM－Ⅳの分類になじむこと。この分類は徹底した形で臨床象と経過を根拠としている。医師同士のみならず，看護者，ケースワーカーなど精神疾患にかかわるあらゆる人たちが共通の議論をするためにはベストの分類だと思われる。ただ，病因をもとにした分類に比べて，前項で述べたように治療法，付き合い方の選択にはほとんど意味をなさないことは要注意。WHOの定める国際疾病分類の最新版ICD－10による分類もDSM－Ⅳの考え方を大きく取り入れており，ほぼこれに準ずる形になっている。

DSM－Ⅳによる気分障害を少し詳しくみてみる。気分障害はうつ病性障害と双極性障害にわかれ，さらにうつ病性障害は大うつ病性障害と気分変調性障害にわかれる。そして，これらは大うつ病性障害とその除外診断的な色合いが濃いと思うが，大うつ病は主に次の9つからなる大うつ病エピソードにより構成されている（表18）。

①ほとんど1日中，そしてほとんど毎日存在する抑うつ気分。
②前項と同様の頻度で存在する興味や喜びの減少。
③体重減少もしくは体重増加。またはほぼ毎日の食欲の減少もしくは増加。
④同頻度の不眠もしくは睡眠過剰の状態。
⑤同じく精神運動的な興奮状態もしくは抑制状態。
⑥同じく疲労感やエネルギーの喪失感。
⑦同じく価値がないんだという気持ちや，過剰もしくは不適切な罪悪感。
⑧同じく思考力，集中力，決断力の低下。
⑨幾度も死について考える。具体的な計画はないが自殺念慮が反復して生じる。
　自殺の具体的計画もしくは自殺未遂がある。

飯島はこの9項目を5つにまとめ「患者が援助を求める手」のそれぞれの5本指であると言い表している。つまり，気分・感情の障害①②，認知の障害⑦⑧⑨，行動の障害⑤，バイオリズム・本能の異常③④，身体的症状⑥の5つであるが，これは大うつ病エピソードを把握する上で優れた方法だと思う（図9）。

さて，DSM－Ⅳに表された症状を把握することは大変重要だが，日本の精神医学会には，原因別にうつ病を類型化し，各々に治療の指針を与えようという伝統的な分類法が存在する（表19）。これはやや単純化されすぎているきらいはあるが，臨床的な実態にも合っているし，病型を診断し治療を進める上で

B．うつ病（うつ状態）の診療

表18　大うつ病の診断基準　DSM-Ⅳ

A. 以下の9つの項目のうち5つ以上の項目の症状が2週間以上持続し，患者の生活機能は発症以前よりも悪化している。
　この5つの項目のうちに1）抑うつ気分に関する項目もしくは，2）興味や喜びの喪失に関する項目が含まれていなければならない。
注意：身体疾患によると思われる症状や，気分の状態に関連しない妄想や幻覚は除外する。

(1) 患者自身による報告（例えば悲哀感や空虚感）や他人の観察（例えば涙ぐんでいる状態）によって，ほとんど1日中，そしてほとんど毎日存在する抑うつ気分を認める。
注意：小児や思春期の患者の場合には焦燥感であってもよい。

(2) 患者自身による報告や他人の観察によって，ほとんど1日中，そしてほとんど毎日存在する興味の減少や喜びの減少を認める。

(3) ダイエットをしていないのに**体重減少もしくは体重増加がある**（1月の間に体重の5％が変動する）。または**食欲の減少もしくは増加**がほぼ毎日持続している。
注意：子供の場合には当然の体重増加がないことをこの項目に加える。

(4) **不眠もしくは睡眠過剰**の状態がほぼ毎日持続している。

(5) **精神運動的な興奮状態もしくは抑制状態**がほぼ毎日持続している。（単に落ち着かない気分であるとか能率が悪いという自覚症状のみでなく，**他者による確認が必要である**）

(6) **疲労感やエネルギーの喪失感**がほぼ毎日持続している。

(7) 自分には**価値がないんだ**という気持ちや，**過剰もしくは不適切な罪悪感**（妄想的なものであっても良い）がほぼ毎日持続している。ただし，単に病気になってしまったことへの自責感や罪悪感でないものとする。

(8) **思考力，集中力，決断力の低下**がほぼ毎日持続している。これは患者自身の報告でも他者の観察でも良い。

(9) 幾度も死について考える（単なる死への恐怖ではない）。具体的な計画はないが，**自殺念慮**が反復して生じる。**自殺の具体的計画もしくは自殺未遂**がある。

B. これらの症状は，混合性障害（Mixed Episode）の基準に合致しない。

C. これらの症状によって患者は，社会的，職業的側面での機能もしくはその他の領域での**機能において，臨床的に重要な困難や障害の状態**にある。

D. これらの症状は薬物による直接的な効果（例えば薬物濫用，薬物処方）や身体疾患（例えば甲状腺機能低下症）によるものではない。

E. これらの症状は**死別**による症状ということでは説明がつかないことを条件とする。例えば愛する人と死別した場合に，2ヵ月以上もこれらの症状が持続しているような場合もしくは顕著な生活機能障害があり，自分は価値がないという考えにとらわれており，自殺念慮，精神病症状，精神運動性の抑制などの特徴的な症状が持続する場合において大うつ病の診断をなしうる。

(飯島克巳訳)

Ⅵ. 疾病論

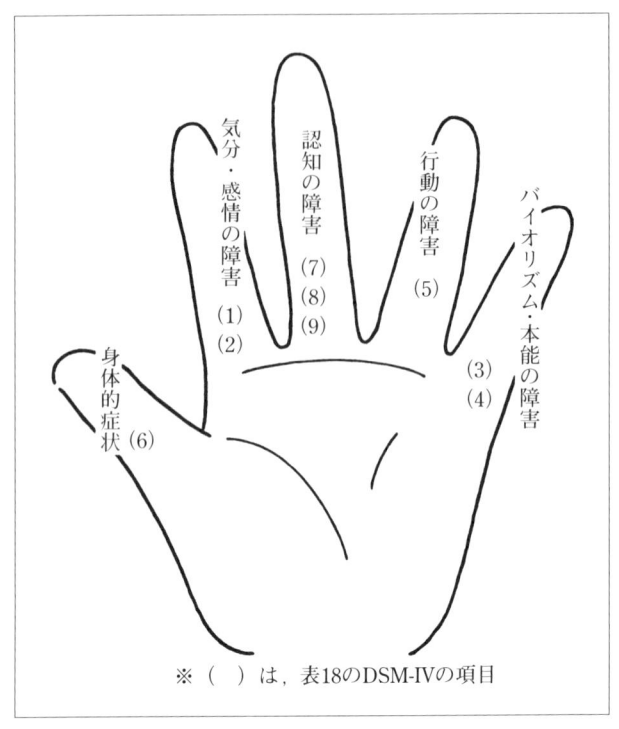

気分・感情の障害 (1)(2)
認知の障害 (7)(8)(9)
行動の障害 (5)
バイオリズム・本能の障害 (3)(4)
身体的症状 (6)

※ ( ) は，表18のDSM-Ⅳの項目

図9 援助を求める手―うつ病症状の5本の柱―
(飯島克巳:「問診・面接のコツ」外来でのコミュニケーション技法，
日本医事新報社, 1995)

表19 うつ病の古典的分類

(1) 内因性うつ病　単極性うつ病 　　　　　　　　双極性躁うつ病
(2) 神経症性うつ病
(3) 反応性うつ病

役立つことも多い。このうち内因性うつ病の中の単極性うつ病は最も抗うつ剤に効果を示す。

　病因論や病態生理などを排し，純粋に臨床経験論的な視点から編み出された笠原・木村の分類も有名かつ有用（表20）。これはⅠ型：性格反応型うつ病，Ⅱ型：循環型うつ病，Ⅲ型：葛藤反応型うつ病，Ⅳ型：偽循環性分裂病，Ⅴ型：悲哀反応，Ⅵ型：その他のうつ状態からなるが，その特徴は「病前性格─発病状況─病象─治療反応性─経過」の5項目をセットにしたものであり，混沌世界の中でうつ病診療を続けている臨床家の間で広く支持されている。

　また，キールホルツの身体因性と心因性の軸を用いた分類（図10）も古典的分類と同様に病因を仮定したやや観念的なものではあるが，うつ病を整理する上でよく引かれる。これらの伝統的分類は，ある意味ではDSM分類より病態をよく反映しているといえる。

　ただ，三環系うつ薬にしてもSSRIにしても，身体各部の痛みなどに対して中枢性ではなく，直接，末梢のセロトニン受容体に作用していると思われる症例があり，この場合も投薬すると随伴的に気分は少し「上がる」。今後一般科での抗うつ薬使用が増加すると考えられる中で，ケミカルメディエーターの神経化学的作用に根ざした新しい臨床分類が考慮される必要があるかもしれない。

7. うつ病に慣れる

　大学心療内科や総合診療部と開業プライマリケア医では，うつ病に慣れるための方法が少し違うのではないだろうか。プライマリケア医の場合，高血圧症などの慢性疾患で継続して来院している患者の気分の変動に注目して，その中にうつ病を見つけて治療する方がずっとさまざまな情報を得やすいし，「うつ」に慣れるのに適している。慢性疾患の患者も当然気分が「落ちる」ことはある。ここで医師が初診うつ病と比較して気楽に臨める理由は次のようなことによる。
①患者の通常の状態が把握できているので身体的，精神的な変化が診やすい。
②精神分裂病，重篤な人格障害に伴う抑うつ傾向などプライマリケア医が相手

Ⅵ. 疾病論

表20　笠原・木村の分類

Ⅰ型：性格反応型うつ病
　　（メランコリー親和型性格者が状況変化に適応しえず呈するところの，ほとんど常に単相のうつ状態）
Ⅱ型：循環型うつ病
　　（循環性格を基礎とし，ふつう明白な発病状況なしに繰・うつ）
Ⅲ型：葛藤反応型うつ病
　　（未熟依存的自信欠如的性格者が持続的葛藤状況によって生じるうつ状態）
Ⅳ型：偽循環性分裂病
　　（分裂病質者が青春期の困難を背景にして示す，躁うつ病の仮面をかぶった分裂病）
Ⅴ型：悲哀反応
　　（病前性格に関係なく，悲痛な体験への一過的反応として生じるうつ状態）
Ⅵ型：その他のうつ状態
　　（症候性医薬原性うつ状態，老年性変化に基づくうつ状態，若年のうつ状態，分類不能のうつ状態）

（笠原嘉，木村敏：うつ状態の臨床的分類に関する研究．精神神経学雑誌77：pp715-735，1975）

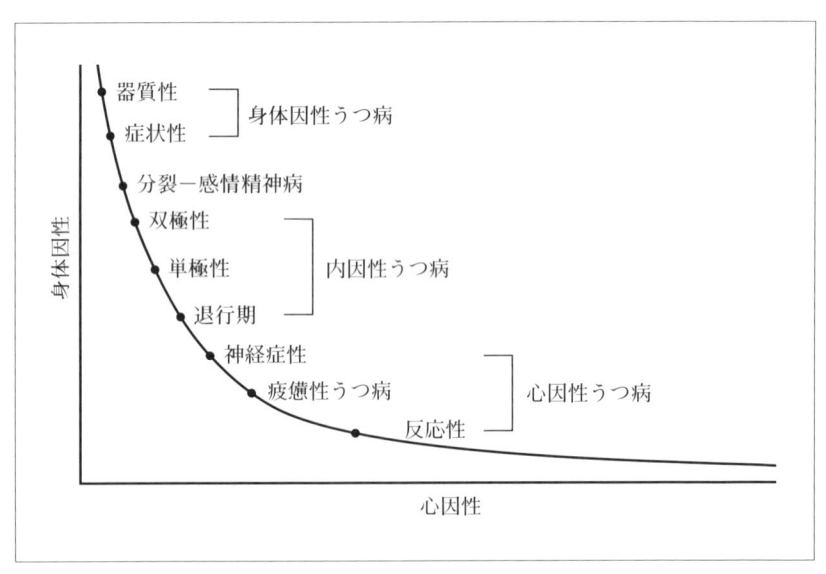

図10　Kielholzの分類
　（Kielholz,P.（清水信訳）：抗うつ薬の作用スペクトラム．臨床精神医学7：pp807-814，1978）

をしてはいけない，鑑別を要する疾患が含まれる可能性が少ない。
③医師―患者関係がついているため，患者がうつ病エピソードを切り出しやすく，投薬に関しての説明などやや認知に歪みが生じている場合にもインフォームドコンセントが容易である。ドロップアウトも少ない。

慎重にその気になって探してみるとフォローしている患者のうち必ず何パーセントかはこの種のうつ状態が存在する。これらの利点を生かしてうつ病診療になれてくるうちに初診うつ病の診断，治療にもゆとりが出てくる。

大学，基幹病院の総合診療部に初診としてうつ病の患者が訪れる場合，医師側のうつ病診療における自信の有無にかかわらず，患者は最終診断のつもりでやってくると思われ，家庭プライマリケア医に比べてストレスは大きいだろう。前述したように，よほどの認知の歪みを伴う典型的な場合を除いてうつ病を初診時に診断するのはなかなか困難である。基幹病院の特色を生かして，治療構造を確立し，信頼性の高い心理テストや徹底した予診によるコンパクトな診断，計画的な治療診断なども積極的に導入されてよいのではなかろうか。

8. プライマリケア医が見逃してはいけないうつ病

古典的分類における内因性単極性と反応性のうつ病をはずしてはいけない。内因性単極性のうつ病は薬に対する反応がきわめてよい。しかも比較的簡単な投薬でよい結果が得られ，プライマリケアでカバーすべき疾患である。反応性うつ病も社会要因に十分留意しながらフォローする。重症例，病歴などから双極性のうつ病が疑われる場合は精神科医にコンサルト，紹介すべきである。神経症性うつ病は主として性格的要因によって起こるとされるが，内科疾患に伴っている場合も多く，不定愁訴症候群，身体表現性障害，気分変調症など各診断ジャンルの同様症候と弁別不能のことも多い。薬は効きにくい。うつ病を合併しやすい心身症としては，上部消化管の不定愁訴が続くNUD，過敏性腸症候群，胃・十二指腸のいわゆるストレス潰瘍，気管支喘息，類縁疾患では慢性疲労症候群も抗うつ剤の処方適用となる。これらとは別に，がんに伴う抑うつや脳器質性疾患に伴ううつ傾向など特殊なケアの必要な病態が存在する。神経疾患にも抑うつは多く見られ注意を要する（表21）。

Ⅵ. 疾病論

表21　神経疾患に見られる抑うつの頻度

疾　患	生涯罹患率 （平均％）	範囲（％）
てんかん	55	25 — 75
パーキンソン病	40	25 — 70
舞踏病	35	9 — 44
多発性硬化症	34	5 — 45
脳血管障害	30	26 — 54
アルツハイマー型痴呆	30	15 — 57
HIV	30	13 — 39
外傷性脳損傷	27	10 — 60
片頭痛	26	22 — 32
多発梗塞型痴呆	24	5 — 24

（Maldonado JL et al 1997年）
（坪井康次ら：うつと身体疾患のとらえ方−神経系，
内科で診るうつ診療の手引き（久保木富房編）．
ヴァンメディカル，pp26-29，2000）

9. 新しい抗うつ薬治療

　投薬に関しては，1999年，SSRI（選択的セロトニン再取り込み阻害薬）がわが国に登場して以来，啓蒙書，参考書の記載がまったく変わってしまった。筆者もプライマリケアから心療内科領域に至るすべてのうつ病にまずSSRIあるいはSNRI（セロトニン・ノルアドレナリン再取り込み阻害薬）が投与されてよいと思う。それは主に，効果が三環系抗うつ薬に匹敵すること，抗コリン作用が少なくQOLに対する影響が少ないことや大量服薬時における心毒性に問題がないなどの副作用面を考慮した場合の有用性による。そしてもうひとつ，身体各部の機能への観察眼を持つ内科医がうつ診療にかかわることによって，うつ病の病態解明に別の面から光が当たらないかということ。うつ病とは将来，概念，分類が劇的に変わりうる疾病の一つである。それも念頭に置きながら，少し薬理について述べてみる。

　抗うつ薬の神経化学的作用はほぼ解明されているが，それがどう臨床効果に結びつくのかは明らかでないといわれる。薬理作用はほぼ次の3つにまとめることができる。

a. 急性のモノアミン増強作用

前シナプス神経細胞から遊離されるモノアミンが再び細胞内に取り込まれるのを遮断することにより，神経伝達機能を強化する。モノアミンが前シナプスに取り込まれなくなるためシナプス間隙のモノアミンが増え，後シナプスに達するモノアミン量が多くなる。各薬剤によって，ノルアドレナリンとセロトニンの再取り込み阻害に違いがある。イミプラミン imipramine（トフラニール，イミドール）やSNRIのミルナシプラン milnacipran（トレドミン）は両者をほぼ同じように阻害し，SSRIはセロトニンのみ強く阻害する。クロミプラミン clomipramine（アナフラニール）はSSRIと同様にセロトニンを阻害する。四環系のマプロチリン maprotiline（ルジオミール）はノルアドレナリンのみを阻害し，ミアンセリン mianserin（テトラミド）は両者とも阻害しない。

b. 受容体直接遮断作用

同じく急性の作用として知られるもので，薬が直接受容体を遮断し，その多くは副作用に関係している。次のものがあげられる。

①ムスカリン受容体

抗コリン作用として現れるもので，口の渇き，鼻づまり，目のかすみ，便秘などの副作用を引き起こす。

②ヒスタミン受容体

眠気となって現れる。不眠に対しては利点でもある。

③α_1アドレナリン受容体

血圧低下，起立性低血圧などの副作用と鎮静効果につながる。

④α_2アドレナリン受容体

ノルアドレナリン機能の増加につながるが，副作用との関係は不明。ミアンセリンで特に強い。

⑤セロトニン受容体

現在7つのサブファミリー，14種類のサブタイプが確認されており，不安，抑うつ，サーカディアンリズム障害のキーレセプター。うつ病に主に関係するのは5-HT_{1A}と5-HT_{2A}（特に後者）。SSRIの副作用である嘔気，嘔吐は5-HT_3に関係する。

⑥ドパミン2受容体

スルピリド sulpiride（ドグマチール，アビリット）が特異的に強い。副作用としては，パーキンソン症状，アカシジア（イライラしてじっとしていられない），乳汁分泌など。

c. 慢性のモノアミン受容体機能低下作用

2～3週間十分量を連続投与することによって発現する作用で，前，後シナプスのモノアミン受容体（β，α_2アドレナリン，セロトニン2）の機能低下が見られるが，臨床効果が明らかになる時期と一致するため，これが真の抗うつ薬の効果ではないかともいわれる。うつ病発症において特に最近，後シナプス部神経細胞内の伝達機能障害や核内での遺伝子転写障害が有力なメカニズムとして提唱されている。

抗うつ薬の作用を考えるとき必ず上記の3つを頭の中に入れておく。この組み合わせによって各抗うつ薬の特徴が形作られている（表22）。

10. SSRIとSNRIについて

まず，全世界的にみてプライマリケア分野で最も使用量の多い抗うつ薬SSRIについて述べる。単独使用では投与初期の嘔気，嘔吐が目立つくらいで（制吐剤，制酸剤でコントロール可能）非常に安全な薬だが，他剤との併用には注意を要する。

SSRIも他の薬物と同じく肝臓の酵素チトクロームP-450（CYP）によって代謝される。CPYは肝臓ミクロゾーム分画に局在する酵素群で，一つのCPYが多くの薬物を代謝するため，同じCPYで代謝される薬物のあいだでは，代謝に際して競合的な阻害が起こる。この中で抗精神薬の代謝に特に関係しているものはCPY1A2，2C9，2C19，2D6，3A4である。SSRIのうちフルボキサミン fluvoxamine（ルボックス，デプロメール）では1A2，2C19，3A4で阻害が認められ，パロキセチン paroxetine（パキシル）では2D6での阻害が認められる。フルボキサミン，パロキセチンでそれぞれ併用により薬剤の血中濃度が上昇または半減期が延長する可能性のある薬物の一覧は表の通りである（表23）。

B. うつ病(うつ状態)の診療

表22　プライマリケアで使用される主な抗うつ薬の神経化学的作用

抗うつ薬		主な商品名	急性効果				受容体阻害					慢性効果 受容体低下
			ノルアドレナリン再取込阻害	セロトニン再取込阻害	ムスカリン	ヒスタミン	セロトニン2	ドパミン2	α1	α2	β	セロトニン2
			勃起障害 頻尿 低血圧 振戦	消化器症状 不眠 食欲不振	口渇/霧視 洞性頻脈 便秘/尿閉 記憶障害	低血圧 鎮静 めまい 体重増加	?	錐体外路症状 乳汁分泌	起立性低血圧 反射性頻脈 めまい	持続性勃起症		
三環系	imipramine	トフラニール	○	△	○	○	×	×	△	×	○	○
三環系	clomipramine	アナフラニール	×	◎	○	○	×	△	△	×	○	○
四環系	maprotiline	ルジオミール	○	△	△	△	×	×	△	○	○	×
四環系	mianserin	テトラミド	×	×	△	○	○	×	△	○	×	×
	trazodone	デジレル	×	×	×	△	○	×	△	×	×	×
	sulpiride	ドグマチール	×	×	×	×	×	○	×	×	×	△?
SSRI	fluvoxamine	ルボックス デプロメール	×	◎	×	×	×	×	×	×	×	×
SSRI	paroxetin	パキシル	×	◎	×?	×	×	×	×	×	×	?
SNRI	milnacipran	トレドミン	○	○	×	×	×	×	×	×	×	×

◎:非常に強い　○:強い　△:少しある　×:ない
(SSRIのセロトニン2に対する慢性効果のデータは△と×が混在する)

(野村総一郎:内科医のためのうつ病診療. 医学書院, 1998を改変)

Ⅵ．疾病論

表23　P-450と薬物代謝

CYP2D6	
抗不整脈薬	Opiates
エンカイナイド（encainide） フレカナイド（flecainide） メキシレチン（mexiletine） プロパフェノン（propafenone）	コデイン（codeine） デキストロメソルファン（dextromethorphan） エチルモルフィン（ethylmorphine）
β遮断薬	SSRIs
アルプレノロール（alprenolol） ブファロロール（bufarolol） メトプロロール（metoprolol） プロプラノロール（propranolol） チモロール（timolol）	フルオキセチン（fluoxetine） N-デスメチルシタロプラム（N-desmethyl citalopram） ノルフルオキセチン（norfluoxetine） パロキセチン（paroxetine）
その他の薬剤	三環系抗うつ薬
アミフラミン（amiflamine） （CGP15201G） グナオクサン（gunaoxan） 4-ハイドロアンフェタミン（4-hydroamphetamine） インドラミン（indoramin） メトキシフェナミン（methoxyphenamine） ペルヘキシリン（perhexiline） フェンホルミン（phenformin） N-プロピルアジマリン（N-propyl ajmaline） トモキセチン（tomoxetine）	アミトリプチリン（amitriptyline） クロミプラミン（clomipramine） デシプラミン（desipramine） イミプラミン（imipramine） N-デスメチルクロミプラミン（N-desmethyl clomipramine） ノルトリプチリン（nortriptyline） トリミプラミン（trimipramine）
抗精神病薬	
ハロペリドール（haloperidol） ペルフェナジン（perphenazine） レデュシッド（reduced） チオリダジン（thioridazine） ズクロペンチキソール（zuclopenthixol）	

（筒井末春：実地臨床に役立つうつ病治療の新しい展開－SSRIsを中心に－．
ライフサイエンス，1999）

　SSRI各薬剤の薬学的パラメータを示す（表24）。これらによりおおよその薬剤の特徴が規定される。次に実用にあたっての筆者の持つそれぞれの印象を記してみるが，今後はうつ病診療においてはSSRIを基本にしてその効果を補う

B. うつ病（うつ状態）の診療

表24 SSRIsの薬物動態学的パラメータ

SSRIs	Tmax (時間)	蛋白結合 (%)	半減期	活性代謝物の半減期	高齢者
フルオキセチン (fluoxetine)	6〜8	94	1〜3日	norfluoxetine 7〜15日	不　変
フルボキサミン (fluvoxamine)	2〜8	77	15時間	—	不　変
パロキセチン (paroxetine)	2〜8	95	20時間	—	Cmaxの上昇
サルトラリン (sertraline)	6〜8	99	25時間	desmethylsertraline 66時間	未変化体：不変 代謝物：半減期延長

（Boyer WF and Feighner JP，1991年.）

形でさまざまな併用療法が模索されるのではないだろうか．

a. フルボキサミン（25，50mg錠）

わが国でも1999年5月発売以来2年が経過しており，プライマリケア領域でもほぼ評価が定まりつつある薬かと思う．投薬にあたっては次の諸点に注意する．

○投薬初期1週間以内にかなりの高率で悪心，嘔吐が出現する．患者にあらかじめそのことを説明して，頓服または連用の制吐剤（リサモールは禁）か制酸剤を投与する．自然経過でも1週間以内に軽快することが多い．

○副作用と他剤との代謝の競合的阻害を避けるため，投薬は1日1回夕食後あるいは就寝前25mgから開始するのが望ましい．50mgから開始する場合でも25mg2回分割投与の方が悪心はずっと少ない．

○2週目以降増量を開始するが，効果発現までに平均して2〜3週間は必要．投与量と臨床効果の間に用量依存性は認められないが，個々の症例で有効投与量が異なるので，無効の場合は150mgまで増量してその時点から4週間の観察期間を置く．無効例はここで中止．症状軽快に伴う投薬終了の目安は最低6ヵ月．症例により工夫されるべきであるが，漸減中止とする．他剤からの切り替えを考える際には，フルボキサミン投薬開始から4週間は前薬も継続する方が無難だろう．

○他剤との相互作用が少なくないので，併用薬の多い慢性疾患ではできるだけ低用量でのコントロールを目指した方が無難かと思うが，150mgまでの通常用量であれば大きな問題はない。ただ，用量依存性がないので投与量設定にやや苦労する面がある。半減期から考えると，1日複数回投与の方が合理的と思われる。

○1日1回25～50mgの低用量で抑うつ気分や不定愁訴が速やかに消失する症例も数多くみられ，小児科領域では12.5mg錠の発売を期待する向きもある。強迫性障害に適応がある。

b. パロキセチン（10, 20mg 錠）

2000年11月発売のSSRIであり，今後フルボキサミンとの比較も含めた臨床効果に対する評価が定まってくると思われる。抗うつ効果至適用量は20mg/日で，薬剤の耐容性は高い。基本的な薬理，副作用はフルボキサミンと同様であるが，筆者の印象では，両者を比較するとパロキセチンの場合，投薬初期の悪心は少なく，口渇や眠気がやや強いように思う。半減期は20時間でフルボキサミンよりやや長く，CPY2D6での代謝阻害が認められる。パニック障害に適応がある。現在までに日本で発売されているSSRI，SNRIの中では，うつ病に対する米国での使用頻度は最も高い。

c. ミルナシプラン（15, 25mg 錠）

パロキセチンとほぼ同時期に登場したSNRIである。至適用量は100mg/日。チトクロームP-450のどのサブタイプも阻害しないので，この面での他剤との相互作用の心配がない。投薬開始1週間後のHAM-Dの改善率は，三環系，SSRIよりも明らかに高く，立ち上がりが早い薬剤といえる。また，服用時の不快感がきわめて少ない，相互作用がみられない，などの特徴を有するが，臨床評価は今後を待たなければならないだろう。筆者は，パロキセチンと併用して著効例を経験しているが，難治例にSSRIとの併用が効果を高めるとの報告もあり，他剤と積極的に併用してみるのも本薬剤の特性にかなった有意義な方法かもしれない。

B．うつ病（うつ状態）の診療

11. その他の抗うつ薬

　現在のプライマリケアでは，SSRIあるいはSNRIの十分量を十分期間投与して効果が得られない場合，その他の抗うつ剤の使用を考えればよいと思うが，この時点で精神科医か心療内科医に相談し，アドバイスを求めるなり，連携を保ちながら治療を進めた方がよい。次に一般科で使用される各抗うつ薬の特徴について述べてみるが，これは上述の神経化学的作用の表から導かれる部分が多い。
①ドグマチール：疲労感や身体症状が主で，イライラ，焦燥感が強くない場合に使用する。うつに対しては50〜150mgまで。単独で使用してもよいし，当初からSSRIなどとの併用も可能。
②ルジオミール：SSRIが登場するまでプライマリケアで多分一番多く使われていた四環系薬剤。抑うつ感が強い，意欲が出ない，身体症状が主体の場合に使用する。イライラ，不安，焦燥の強い場合には適していない。10〜100mgまで。
③テトラミド：同じく四環系薬剤で，不眠が強くイライラの強い場合に有効。10〜30mgが一般的。レスリン（デジレル）50mg程度も同様症状に試してみてよい。
④トリプタノール：非常に強力な鎮静効果を持っており，心療内科外来での使用頻度は高い。10〜150mgまで。抗コリン作用が強い。
⑤アナフラニール：非常に効果の強い薬剤だが，ノルアドレナリンではなくセロトニン再取り込み阻害の薬理作用を持つ。抑うつ感に強い効果を持ち，点滴使用が可能である。10〜150mg。
⑥トフラニール：最古の抗うつ薬だが，いまだにベストセラー。神経化学的な作用が最も多岐にわたりモノアミンを広く賦活しうる。10〜150mg。

12. 老年者への抗うつ薬投与の注意点

　老年者では，身体疾患をいくつか合併していることが多く，多剤併用例が多

くみられる。代謝速度が遅いので，少量から投薬を開始する。副作用の少ない非三環系の薬剤から始めるのが無難かと思われる。一般的に次のことに注意を払う必要がある。
①薬剤の種類や投与量を少なくする。通常量の2分の1ないし3分の1から始める。
②服薬法は単純なものとする。
③効果と出現する可能性のある副作用をわかりやすく説明する。
④扱いやすく飲みやすい剤形とする。
⑤薬物相互作用に注意する。
⑥家族にも十分説明しておく。

13. うつ病の認知モデル的理解について

1963年，精神分析医であったベックは，さまざまな患者の夢を分析する過程で，うつ病患者には，低い自尊心，強い自責感，過度の責任感，強い逃避願望，不安といった思考内容と，独善的な推論，選択的な抽象化，過度の一般化，誇張，不正確なラベリングといった否定的，悲観的で非論理的な思考パターン（認知）の歪みがみられることを観察した。ベックはそれまで「感情の障害」としてとらえられていたうつ病を，「思考の障害」としてとらえなおし，認知療法を発展させていった。認知療法の基本的仮説は，行動異常あるいは病理的症状は，個人の成育史の中で形成された固定的なスキーマ（個人の中にある，かなり一貫した知覚や認知の構え）にしたがって判断された歪んだ思考形式によって引き起こされ，維持されているというものである。うつ病患者に特有な思考の特徴として次の3つがあげられる（認知の3徴）。
①「すべて私の責任だ」という自己に対する否定的な見方。
②自己を取り巻く世界に対する否定的な見方。
③「こんな状態がずっと続くのだ」という将来に対する否定的な見方。
これらが否定的自動思考や全か無かの思考，極端な一般化などにつながる。

　思考形式の問題が性格といわれるものとどの程度連続しているか，関係しているかは議論のあるところだが，いわゆる病前性格とかなり重なるところがあ

るのではないだろうか。うつ病の病前性格としては，下田の執着性格，テレンバッハのメランコリー型性格などが知られる。認知療法では，症状や行動理解のモデルとして，人間の行動を4つの構成要素からとらえ（図11），認知と行動の変容をさしあたっての治療ターゲットとする。

　プライマリケアにおいても，休養と投薬で十分な効果が出ないとき，この方法によるアプローチは重要な手段となり得る。治療は基本的には，活動記録表（表25），満足のいく出来事記録表（表26）などを用いて，行動と症状のスコア化をはかり，セルフモニタリングを可能にするというものだが，ベックは認知療法を単独で実施できる気分障害を次のように規定している。

①2種類の抗うつ薬の適切な試用に対して反応しないこと。
②抗うつ薬の適切な投与量に反応しないこと。
③他の心理療法に反応しないこと。
④軽度の抑うつ。
⑤環境的要因によって気分が変わりやすいこと。
⑥否定的認知にともなって気分が変わること。
⑦身体症状が軽度であること。
⑧適切な現実検討能力があり，記憶の機能が損なわれていないこと。
⑨　薬物治療の副作用に耐えられないか，薬物療法にともなう高い危険性があること。

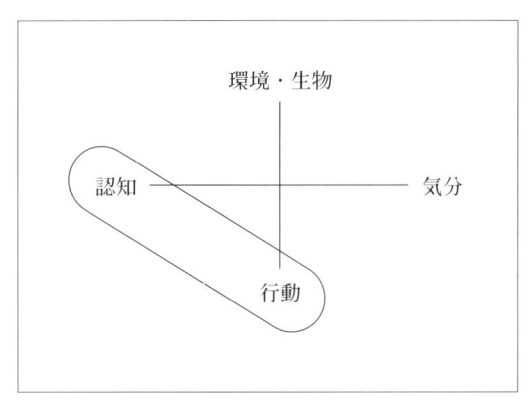

図11　行動理解の認知モデル　　（Padesky, 1988）

Ⅵ．疾病論

表25　活動記録表

No._____
__年__月__日

今日1日の活動内容について記録を取りましょう。また、どれだけできたと思うか、どれだけ満足を感じたかをそれぞれ100点満点で評定して下さい。

時　刻	活　動　内　容	遂　行　度	満　足　度
6：00			
7：00			
8：00			
9：00			
10：00			
11：00			
12：00			
︙			

表26　満足のいく出来事記録票

No._____
__年__月__日

時　刻	少しでも満足を感じた出来事があれば、その出来事を記録して下さい。	その時何を考えていたか、何を感じていたかを記録して下さい。	満足度を100点満点で評価して下さい。

B. うつ病（うつ状態）の診療

　一方，認知療法を単独で実施することが望ましくない症例の基準として次のような点をあげている。

①分裂病，脳の器質的疾患，アルコール依存症，薬物乱用，精神遅滞が併存すること。
②内科疾患に罹患していたり，抑うつ状態を引き起こしそうな薬剤を服用していること。
③記憶が明らかに損なわれているか，現実検討能力が乏しいこと。
④躁病エピソードがあること（双極性うつ病）。
⑤抗うつ剤に反応した家族メンバーがいること。
⑥双極性うつ病の遺伝素因があること。
⑦発症を誘発したり，症状を悪化させている環境のストレスがないこと。
⑧認知的な歪みがあるという証拠がないこと。
⑨重篤な身体症状の訴えがあること。

　現在の視点でみるとかなり慎重で厳重な基準を設けていると思えるが，当時のうつ病に関する薬物療法のレベルなどを考慮すると仕方がないところではある。現在は薬物併用も加えて，さまざまなパッケージ療法が行われている。

　上の症状や行動の理解モデルは，プライマリケアの医師が，自分はうつ病に対してどこまで踏みこむかを考える上で有用であるが，筆者は実際診療の中では，うつ病に関して症状をスコア化してそれをもとにセルフモニタリングをはかる厳密な意味での認知行動療法は行っていない。行動日誌をもとに診察を進めることが多いが，これは患者にとっても自分の行動の確認，メモになり有用である。要するによりゆるやかな形での認知行動療法的な扱いを心がけていることになる。

　プライマリケアの医師の中で，自分はうつ病に対しては生物学的要因を主体とするもの以外あまり深く踏みこまないとする人がいたなら，それもひとつの見識かもしれないが，ゆるやかな認知的なかかわりは，糖尿病における食事や自己血糖測定，高血圧症や心臓病における日常生活への注意などとほとんど同じ程度に十分プライマリケア的であるといえる。そして，SSRIやSNRIなどQOLを損なわないタイプの抗うつ薬の登場がそれを可能にしている。

Ⅵ. 疾病論

C. パニック障害

　パニック障害という病名は，1980年に米国の精神医学会がDSM-Ⅲの中で「神経症」という概念をやめて，「不安障害」という概念を提唱し，特定の心理的な誘因なくパニック発作を繰り返す病態に対して命名された。不安が原因で身体症状が出現する従来の不安神経症に相当する病態は，全般性不安障害と命名され，パニック障害と区別されている。国際的には，1992年にICD-10が発表されて以降その概念が広まっている。

a. 症状と診断

　まず，基本症状であるパニック発作を確認すること。パニック発作の第1の

表27　パニック発作（Panic Attack）の診断基準

強い恐怖または不快を感じるはっきり他と区別できる期間で，そのとき，以下の症状のうち4つ（またはそれ以上）が突然に発現し，10分以内にその頂点に達する。
(1) 動悸，心悸亢進，または心拍数の増加。 (2) 発汗。 (3) 身震いまたはふるえ。 (4) 息切れ感または息苦しさ。 (5) 窒息感。 (6) 胸痛または胸部不快感。 (7) 嘔気または腹部の不快感。 (8) めまい感，ふらつく感じ，頭が軽くなる感じ，または気が遠くなる感じ。 (9) 現実感消失（現実でない感じ），または離人症状（自分自身から離れている）。 (10) コントロールを失うことに対する，または気が狂うことに対する恐怖。 (11) 死ぬことに対する恐怖。 (12) 異常感覚（感覚麻痺またはうずき感）。 (13) 冷感または熱感。

（American Psychiatric Association : Diagnostic and Statistical Manual of Mental Disorders, Fourth Edition. American Psychiatric Association, Washington DC, 1994.（高橋三郎，大野　裕，染谷俊幸訳：DSM-Ⅳ精神疾患の分類と診断の手引. pp161-162, 医学書院，東京，1995.））

要件は，持続性ではなくエピソード性の不安発作であること，第2の要件は，表27の診断基準に挙げられている13項目のうち4項目以上の症状があること。疫学的には，一般集団の約10％にその生涯で少なくとも1回はパニック発作が発現し，その6分の1がパニック障害に発展するともいわれる。さらにパニック障害患者の約40％に続発的な大うつ病が発現し，約3分の1に広場恐怖が併存するともいわれる。生涯有病率は2〜4％とみるのが妥当といえる。

パニック発作には一般的に，動悸など心臓を中心にした症状，呼吸ができないような呼吸器系の症状，頭がふらついたり手足がしびれたりというような神経系の症状，消化器症状，そして，死に対する強い恐怖感がみられる。筆者が東邦大学心身医学教室でまとめた症例分類を参考に示す（表28）。典型例の多くには，この「パニック発作」とそのような発作が起きるのではないかという「予期不安」，発作の起きる空間状況の場所に出るのが恐いという「空間（広場）恐怖」がみられる。

パニック発作の存在が確認できたら，パニック障害の診断基準にしたがって検討を進める。要件は，パニック発作が繰り返すことと，発作後1ヵ月以上にわたって予期不安その他の関連した不安症状が持続することである。ついで広

表28　パニック障害の経過分類（当科外来患者61例についての分類）

	panic attack の有無	panic attack 前の症候	panic attack 後の症候	症例数
I	（＋）	（－）	心臓愁訴 予期不安	22例
IIa	（＋）	不安・心気 不定身体愁訴	心臓愁訴 予期不安	21例
IIb	（＋）	心臓愁訴	心臓愁訴 予期不安	10例
III	（－）	心臓愁訴		6例
IV	（＋）or（－）	循環器疾患（＋） 不定な心臓愁訴	循環器疾患（＋） 不定な心臓愁訴 予期不安	2例

表29 広場恐怖を伴うパニック障害（Panic Disorder With Agoraphobia）の診断基準

A	(1) と (2) の両方を満たす。 　(1) 予期しないパニック発作が繰り返し起こる。 　(2) 少なくとも1回の発作の後1カ月間（またはそれ以上），以下のうち1つ（またはそれ以上）が続いていたこと。 　　(a) もっと発作が起こるのではないかという心配の継続。 　　(b) 発作またはその結果がもつ意味（例：コントロールを失う，心臓発作を起こす，"気ちがいになる"）についての心配。 　　(c) 発作と関連のある行動が大きく変化する。
B	広場恐怖が存在している*。
C	パニック発作は，物質（例：乱用薬物，投薬）または身体疾患（例：甲状腺機能亢進症）の直接的な生理学的作用によるものではない。
D	パニック発作は，以下のような他の精神疾患ではうまく説明されない。例えば，社会恐怖（例：恐れている社会的状況に暴露されて生じる），特定恐怖（例：特定の恐怖状況に暴露されて），強迫性障害（例：汚染に対する強迫観念のある人が，ごみに暴露されることで），外傷後ストレス障害（例：強いストレス因子と関連した刺激に反応して），または分離不安障害（例：家を離れたり，または身近の家族から離れたりしたとき）。

＊：広場恐怖が存在しない場合は，「広場恐怖を伴わないパニック障害」と診断される

(American Psychiatric Association : Diagnostic and Statistical Manual of Mental Disorders, Fourth Edition. American Psychiatric Association, Washington DC, 1994. (高橋三郎，大野　裕，染谷俊幸訳：DSM-IV精神疾患の分類と診断の手引き. pp163-164, 医学書院，東京，1995.)

場恐怖の有無にしたがって2つの亜型に分ける。広場恐怖には別に診断基準がもうけられている（表29）。

b. 治療

　フロイトは自らのパニック障害の治療に20年かかっているが，自由連想法的な分析，洞察を主体にした療法にはあまり期待できない。的確な薬物療法とともに，認知行動療法とリラクセーションをもたらす自律訓練法の組み合わせが奏功することが多い。

　治療方針を立てる上で，2次的心理障害の有無に着目して，心臓症状について心配状態にある発症まもない症例群と，発作，症状発現を繰り返すうちに，予期不安，恐怖が高まり，症状の神経症性固定が認められる症例群の2群に大

別して考えると理解しやすい。

　発症まもない症例では，早期に発症因子などについて心身両面から検討され，器質的疾患を否定し，病態の心身相関のメカニズムを十分に説明し，その後の誤って会得された条件づけを絶てれば，投薬，リラクセーション会得の指導などと合わせて比較的簡単に心配状態を脱却できる。

　2次的心理障害をきたして予期不安が高まり，些細な心理，生理的刺激でパニック状態に陥りやすくなっている症例では，かなり汎化した恐怖症を伴うことも多く，忍耐強い治療スケジュールを組み立てることが必要となる（表30）。頑固な遷延例では，症状を誤って学習された不適応行動とみなし，その行動変容をはかるべく行動療法が行われることが多い。これは，実生活の中で患者を恐怖刺激にさらすことで行われる。刺激は比較的軽いものからはじめ，回避行為や驚愕反応を予防し，医師―患者間の信頼感を醸成しながら，まず軽い恐怖から除去にかかる。たとえば，通勤時の電車恐怖の場合，1駅ずつ大丈夫な距離を伸ばしていく。そして，徐々に複雑で困難なものの除去へと進めていく。脱感作が奏功しはじめると，患者の行動範囲が拡大し，タイプA的な認知の歪みも修正されてくるため，心身相関の気づきもよくなり，治療の一層の進行が期待できる状況に到達する。

　薬物療法としては，予防効果を期待して（予期不安を抑える），ベンゾジア

表30　治療スケジュール

病　期	制御方法	薬物療法	その他の心身医学的治療
初　期	他者制御	++（定期服薬）	―
中間期	自己＋他者混合制御	＋（不安定期服薬）	± 自律訓練・行動療法
後　期	医療下での自己制御	±（頓用服薬）	＋ 自律訓練・行動療法
終結期	自己管理による自己制御	－（なし）	++ 日常生活場面でのコントロール

ゼピン系抗不安薬の少量を効果的に使用する。発作時にはβ-ブロッカーを併用する。遷延例で，抗うつ薬の投与が必要な場合には，SSRIが第1選択，イミプラミンなどの三環系抗うつ薬も薬効が確認されている。

D. 強迫性障害（OCD）

強迫性障害（OCD）は，強迫観念と強迫行為を基本的特徴とする精神障害である。19世紀末以降，精神分析的立場から，いったんエディプス期まで発達した人格が，乗り越えられずに固着があった肛門期まで退行して症状固定するといういわゆる強迫性格との関連で論じられることが多かった。しかし，近年では，セロトニンの調節障害説，大脳基底核の病変，前頭葉―前頂葉相互抑制説など生物学的な知見も集積しつつある。

a. 症状と診断

症状としての「強迫」は，患者がある観念や行為を，一方で不合理だと感じながら，どうしても打ち消せない状態と説明される。手洗い強迫を例にとると，自分でも手を洗う行為がばかばかしいとわかっていても，「手が汚い」という観念にとらえられて延々と手を洗ってしまう。一般にこの不合理性が治療の対象になるが，強迫性緩慢（スローネス）を伴う重症例では不合理を治療の対象にしにくい場合がある。

診断は，DSM-Ⅳ，ICD-10の診断基準にしたがう（表31）。生涯有病率は1.9〜3.0％とされる。また，強迫を基礎におく一連の障害が強迫スペクトラム障害として注目されつつある。

b. 治療

精神療法は，症状の軽減に重点をおく場合は行動療法的なアプローチを，症状の背後にある病理的機制に焦点を合わせる場合には精神分析的な療法を選択することになる。

強迫行為の軽減をめざすには，曝露反応妨害法が有効といわれる。これは，患者を恐怖刺激に段階的に直面させ，同時にそれを回避する反応を妨害していく方法である。

D. 強迫性障害（OCD）

表31　DSM-IVにおける強迫性障害（OCD）の診断基準

A. 強迫観念または強迫行為のどちらか。
　(1) と (2) と (3) と (4) によって定義される強迫観念。
　　(1) 反復的, 持続的な思考, 衝動, または心像であり, それは障害の期間の一時期には, 侵入的で不適切なものとして体験されており, 強い不安や苦痛を引き起こすことがある。
　　(2) その思考, 衝動または心像は, 単に現実生活の問題についての過剰な心配ではない。
　　(3) その人は, この思考, 衝動, または心像を無視したり抑制したり, または何か他の思考または行為によって中和しようと試みる。
　　(4) その人は, その強迫的な思考, 衝動または心像が（思考吹入の場合のように外部から強制されたものではなく）自分自身の心の産物であると認識している。
　(1) と (2) によって定義される強迫行為。
　　(1) 反復的行動（例：手を洗うこと, 順番に並べること, 確認すること）または心の中の行為（例：祈ること, 数を数えること, 声を出さずに言葉を繰り返すこと）であり, その人は強迫観念に反応して, または厳密に適用しなくてはならない規則に従って, それを行うよう駆り立てられていると感じている。
　　(2) その行動や心の中の行為は, 苦痛を予防したり, 緩和したり, または何か恐ろしい出来事や状況を避けることを目的としている。しかし, この行動や心の中の行為は, それによって中和したり予防したりしようとしたものとは現実的関連をもっていないし, または明らかに過剰である。

B. この障害の経過のある時点で, その人は, その強迫観念または強迫行為が過剰である, または不合理であると認識したことがある。
　注：これは子供には適用されない。

C. 強迫観念または強迫行為は, 強い苦痛を生じ, 時間を浪費させ（1日1時間以上かかる）, またはその人の正常な毎日の生活習慣, 職業（または学業）機能, または日常の社会的活動, 他者との人間関係を著明に障害している。

D. 他の第Ⅰ軸の障害が存在している場合, 強迫観念または強迫行為の内容がそれに限定されていない（例：摂食障害が存在する場合の食物へのとらわれ；抜毛癖が存在している場合の抜毛；身体醜形障害が存在している場合の外見についての心配；物質使用障害が存在している場合の薬物へのとらわれ；心気症が存在している場合の重篤な病気にかかっているというとらわれ；性嗜好異常が存在している場合の性的な衝動または空想へのとらわれ；または大うつ病性障害が存在している場合の罪悪感の反復嗜好）。

E. その障害は, 物質（例：乱用薬物, 投薬）または一般身体疾患の直接的な生理学的作用によるものではない。

▶該当すれば特定せよ：
　洞察に乏しいもの　現在のエピソードのほとんどの期間, その人はその強迫観念および強迫行為が過剰であり, または不合理であることを認識していない。

(American Psychiatric Association : Diagnostic and Statistical Manual of Mental Disorders, 4th ed. APA, Washington DC, 1994.（高橋三郎, 大野　裕, 染谷俊幸訳：DSM-IV精神疾患の診断・統計マニュアル, pp430-431, 医学書院, 東京, 1996.))

手洗い強迫を例にとる。ドアのノブが汚いものと認識されて手洗い強迫が止まらない場合。まず，ドアのノブに一定時間触れさせる。これが恐怖刺激の曝露である。最初にノブをよく拭いてからはじめてもよい。このようにすると段階的な意味合いを持つ。「ノブはきれいだから，汚いと思ってしまう自分の認知に問題がある」ことを十分に認識させる。手を洗って汚れから逃げようとすることが回避反応である。これをがまんさせることが反応妨害である。この場面に治療者か家族が1日に何度か立ち会って，セッションを行う。時間や回数を段階的に増やしていく。

　この方法で具体的な症状に対して奏効する例が多い。しかし，基本的な安心感が得られていない場合，症候が移動したり，手洗い強迫はおさまったが，ひきこもりがはじまった，などという例もみられるので，環境調整や背後の病理的機制への配慮を怠ってはならない。逆に，洞察的な精神療法から入ると，手がかりが得られないまま治療が難航することが多い。具体的な症状に対する行動療法的なアプローチで導入をはかる方が賢明と思える。

　薬物療法では，クロミプラミンの有効性が広く認められているが，SSRIの効果にも期待が寄せられている。

E. 慢性疾患へのアプローチ

　高血圧，糖尿病，消化性潰瘍，心臓病などの生活習慣病を中心とする慢性疾患は，遺伝的生物学的要因とともに食事，運動，飲酒，喫煙，服薬態度などの健康習慣における患者の行動特性が大きくその経過を左右するため，まさに行動医学的なアプローチが望まれる分野である。そこには，患者が主体性を持って疾病に立ち向かえる医療への視点がなければならない。これは問題解決志向型のアプローチといいかえることもできる。

　さらに慢性疾患は経過が極めて長く不可逆性であることがほとんどである。保健，医療資源の中でのキュアとケアをうまく活用した予防段階からの取り組みが大切であり，長期療養を余儀なくされる場合には，心理的，文化的，社会的側面から，患者の生活の質を考えていく必要がある。

E. 慢性疾患へのアプローチ

1. 患者との関係とコンプライアンス

　まず，患者との良好な関係作りのモデルから話を始めたい。前に患者との関係モデルは①能動―受動，②指導―協力，③協同作業の3つに分けられると述べたが，慢性疾患へのアプローチにおいては，③のモデルを中心に作業が進むのが望ましい。

　③は交渉モデルとも言い換えることができる。患者が中心となって主体的に取り組むので，種々の決定に際しても医療者は患者を援助する側に回ることになる。しかし，医師に医学的な助言を止めろというのでもないし，患者を説得することに意味がないというのでもない。患者と医療者の情報レベルには差がある。たとえば，医学的知識は医師が豊富に持ち，患者自身の心理社会的状況についてはもちろん患者の方が詳しい。したがって，医療者は，患者から得られた情報に基づいて，その患者の必要に応じた最善の方法で，患者とともに問題解決にあたることになる。合意が得られなかった場合でも，意見の食い違いに気づきそれを共有し，コンプライアンスは保たれる。

　高血圧の患者を例にとる。
○能動―受動モデルによって医師が患者に指示的に次のように説明する。

　あなたの血圧を下げるために，この薬を飲んで，塩分とカロリーを控えた食事をしてください。食事については栄養士からもっと詳しく指示させます。通院を続けて血圧がうまく下がるかどうか診ていきましょう。

○協同作業モデルにしたがった言い方では次のようになる。

　あなたの血圧を下げるようにいっしょに努力しましょう。そのためには，2つのことが必要です。1つはカロリーと塩分の摂取量を減らすことです。もう1つは血圧を下げる薬を飲むことです。あなたがこれを実行できるかどうかはあなた自身にかかっています。私もお手伝いします。実行するうえで問題になることがあれば相談しましょう。

前者のやり方では患者はあまり自分の病気に対して想像力を働かせる余地がない。後者のやり方では、明らかに患者はより自分の病気に対して共同責任を負っており、想像力を働かして能動的にかかわらざるを得ない。そのように仕向けて、コンプライアンスを引き出すのが、とりあえずの医療者の仕事であるともいえる。

2. 行動医学的アプローチの実際

まず、問題行動の詳細な分析。その際、観察できるもの、測定できるものを中心に扱う。できるだけ患者に記録（食行動、血圧自己測定など）をつけさせること。この段階でアプローチできそうな因子が見つかったり、コンプライアンスの程度が判断できる。

精神的な問題を中心に考察してみると、健康習慣全般にわたるひどいノンコンプライアンスの事例では、よく分析を進めてみると、孤立感の中での防衛機制の発現としての飲酒であったり、性格の歪みが大きく社会的な適応が難しかったりと、医師—患者関係以外にその人の一般的な行動特性として大きな問題を抱えることが多い。

次に、行動分析によって得られた内容をチェックして、S－O－R－K－Cを意識しながらおおまかに患者の疾病成立の機序を想定してみる。家族、仕事、本人の持つ行動特性や防衛の機制などを観察し、食事や運動など手がかりの得られそうな面から気づきと変容を進めていく。攻撃的なタイプAや引っ込み思案のタイプCなどの行動パターンにも注意を払う。ケアにおいて連合を組めそうな家族やパートナーを見つけておくのも重要である。

そして、治療をよい方向に向ける手助けとして、弛緩訓練やリラックス法を教示する。筆者は診察中に、自律訓練法や自己暗示によるイメージトレーニングを施すことが多い。

通院のたびにその作業の成果を聴取し、分かち合い、好結果であったときには、賞賛やねぎらいの言葉をかけ、好結果が得られなかった場合にも、努力に対していたわりの態度を表す。このようにして、気づきと自信が得られ、一つの行動修正がなされると、その他の行動もよい方向に向かう（汎化）。

E. 慢性疾患へのアプローチ

具体的に患者の行動を構成するものとして,健康習慣と深い関連を持つ運動,食事,飲酒,喫煙などがあげられるが,質問票などを利用して十分な情報を得ておく必要がある。職場や地域での健康生活教育,学習で認識を深めたり,健康診断,人間ドックなどへの参加をうながし,保健,医療行動に身を置くことへのモチベーションを高めることが大切である。

3. 他の医療,保健資源との連携

保健行動のみならず,医療的にもプライマリケア医は,地域の他の社会資源とよりよい連携を保つ必要がある。よりよい連携を保つことが患者への信頼にもつながる。筆者も,介護老人保健施設やケアハウスの連携医,産業医,学校医,母子生活支援施設の嘱託医など地域ネットワークの中で医療活動を行っているが,家庭医は患者の家族生活など社会背景を最も近い距離で観察できる立場にいるため,保健,医療行動の中心的役割をになうことが多い。しかし,そ

表32 医療機関の連携

症 例	病 名	精神科	中核病院 (心療内科有)	当 院
A	うつ病 高血圧症	心		身
B	抑うつ神経症 頸肩腕症候群		心	身
C	強迫性人格障害 気管支喘息	心		身
D	不安神経症		心 (くすり)	身 心 (カウンセリング)
E	自律神経失調症 低血圧症		身 (検査)	心 身 (日常通院)

心 精神症状　　身 身体症状

Ⅵ. 疾病論

こには当然，時間的，空間的な不可抗力が生じざるを得ない。したがって，精密な検査，精神医療的にも身体的にも重症度の強い患者などは，積極的に他の医療機関との連携を行っている。

当院が他の医療機関と連携して診療に当たっている心身（精神）医学的問題を抱える症例の一部を示す（表32）。

症例Aは大うつ病に対して精神科で投薬，当院が高血圧の治療を担当しているが，当院で生活上の相談を受けることも多い。症例Bは生活上の相談も主に中核病院で受け，当院では痛みのコントロールを行っている。症例Cは厳しい強迫症状を精神科と当院で抱えている。A，B，Cは精神科主体で治療が行われている症例である。

症例Dは当院でカウンセリングを継続して行っているが，単独で抱えることに不安を覚えたため，中核病院に病態の確認を求めた症例である。症例Eは適宜，身体検査を中核病院に依頼している。D，Eは家庭医が遭遇することの多い症例と思われる。

症例Eについて詳述する。

症例：45歳，女性

主訴：めまい，倦怠感，胃部不快感

家庭像：1994年に離婚後，当院が嘱託医をする母子生活支援施設に入所。当時小学5年生の娘と2人家族。

現病歴と経過：1994年入所後，子どもの情緒不安定，自律神経失調症状の相談に来院する。しばらく相談に乗っていたが，話を聞くにしたがって，「実は私が落ちつけない」と本人の心身に関する相談に変わってきた。身体の愁訴は，上記のように多彩だが，一貫して胃部の不快感，痛みを訴えるので，当院でも腹部エコー，胃内視鏡を施行したが，さらに中核病院にてCT，内視鏡再検を含む精査をお願いした。結果は異常なしのため，NUD（non-ulcer dyspepsia）の病態を想定した。仕事は縫製などにつくが，しばらくするとめまい，倦怠感がひどくなり続かない。心理テストでは，MAS32点，SRQ-D16点で神経症傾向が認められ，Y-GでAB型と判定でき，情緒不安定，不全感が強く，外向的な面がある。

受診後の症状は，きわだった変化はなく，仕事につくと症状が増すことを繰り返した。DSM-Ⅳでは身体表現性障害に分類できるものと思われ，面接の中

でも心理的要因を認めようとしない否認の傾向が高いことがうかがわれた。心理的要因に柔らかく気づきと受容をうながす対応が奏効したのか，数年のうちに就業は長持ちするようになっていたが，娘が中学卒業後県外に就職し，施設を出ざるを得なくなり当院での診療は終了した。

　本人の症状経過は以上のようなことだが，この間，他の医療機関，子どもに関して学校との話し合い，本人の勤め先との産業医的な関わりなど社会のネットワークの中で多くの調整を必要とした。心身医学的なものも含めて，慢性疾患における患者との関わりとは，このような調整作業が主であるといえなくもない。その中で，劇的ではなくとも，本人の自立を少しずつでもうながすことが大切だろう。

　その際に患者心理について配慮すべき点は，不安，恐怖，抑うつなどが強いときは，症状を漠然としたままでおくのではなく，どんなときに症状が強くなりやすいかを患者に把握させて，症状を尺度化（階層化）し現実場面に固定し，操作可能な予感を持たせること，身体表現性の傾向が強い場合には，少しでも心理的要因への洞察と受容をうながすことなどが肝要だろう。そして，患者の心理社会的背景を十分に把握して，その全体像の中で無理のない形でこのような作業を続ける必要がある。

4. 戦略選定のための演習

　最近の精神症状が主体の症例をもとに治療におけるさまざまな要素について解説してみる。

症例：35歳，女性
主訴：頭痛，倦怠感
診療形態：通常診療（インテーク面接のみ予約）
病歴：事務職員だが，「最近どうも元気が出ない」「頭が重く，寝付きは悪くないが熟睡感がない。早く目が覚める」「私が暗いので家族が気を使っているように思う」などの訴えで来院。前医でレキソタン（2mg）2T/朝・夕，レンドルミン1T就寝前を投与。
印象：うつ状態

Ⅵ．疾病論

対処・経過：ルボックス（25mg）1T/夕を1週間，2週目以降ルボックス（25mg）2T/朝・夕とレンドルミン1T就寝前を投与。3週間後から頭重感が軽くなり，熟睡感も得られるようになりレンドルミンは中止する。

考察：まず軽症うつ病を考えてよい症例。抗うつ薬投与で改善。投薬で経過観察し積極的な環境調整は行わず。

症例：23歳，男性
主訴：抑うつ気分，出社不能
診療形態：予約（30分）
病歴：大学を卒業して町役場に就職。専門は教育だったが，土木課に配置。9月頃から頭が回らない感じがして，気分が滅入り始めた。11月から休みがちになり，近医を受診。うつ状態の診断で，パキシル（20mg）2T/夕を開始。
印象：うつ状態
環境調整の標的：職場
対処・経過：本年2月，以前当院に通院していた家族の紹介で受診。朝方あまり起き上がれない状態。1週間パキシルを同量継続し，4月以降の職場配置について本人の意向を確認。投薬をパキシル（20mg）1T/夕＋トレドミン（25mg）4T/朝・夕に変更。2週目から抑うつ気分がやわらぎ始める。投薬を同量続けながら，職場に関する希望を話し合うように指示する。4月教育関係に配置転換となり出社可能になる。4月中に薬物は漸減し中止とした。
考察：反応性のうつ状態と思われた。パキシル単独では症状改善は得られなかったが，トレドミンと併用することで，何らかのプラスの作用があったものと考えられる。トレドミンは相互作用が少ない，立ち上がりが早い，副作用が少なく，作用点が違うことに期待して使用した。SSRIの十分量に作用点を確認しながらさまざまな他剤を併用してみる方法はどんどん活用されてよいと思う。本症例では同時に環境調整を積極的に行っているので，薬効に関しては微妙だが，本人が自分で環境調整を行う気力を得たことを考えれば，間違いなくプラスに作用している。

症例：31歳，女性

E. 慢性疾患へのアプローチ

主訴：倦怠感，物音（特に隣家の犬の鳴き声）に対する恐怖感
診療形態：予約（30〜60分）
病歴：昨夏，新居へ引越す。職場の仕事がきつくなり（他の職員が退職）やめようと思ったが，経営者の許しが得られず悩んでいたところ，倦怠感，不眠，焦燥感，頭痛が出現する。体重が5kg減り，倦怠感が増すので，精神科専門医を受診する。投薬を受け，退職するが，症状が軽減しないため，受診医の転勤を機会に他医のすすめもあり当院を受診。前医の投薬内容は，セニラン（5mg）3T，セディール 3T，クロフエクトン顆粒・アキネトン細粒を適宜調整/3×，デプロメール（25mg）2T/朝・夕，ランドセン（0.5mg）リスミー 1T/就寝前。

印象：強迫性障害，うつ状態
対処・経過：1日中眠くて体が自由に動かない感じを訴える。デプロメール（25mg）2T，ドグマチール（50mg）2T/朝・夕，レンドルミン1T/就寝前，に投薬を変更。約1ヶ月後，体重が3kg戻り，体も精神的にもかなり楽になったと。しかし，同時に，治りきっていないとの訴え。面接は本人の記入する行動日誌（左欄に時刻と行動，右欄に行動に対する感想，その他思いついたこと）とカルテを本人の見えるところに開いておいて進める。メモは臨床ノートに記入。ECLにてNPが低値，ACがきわめて高値。

やや膠着状態に陥ったが，この頃盛んに本人が夢を見るというので，描いて持参するように指示する。何枚目かに，ちょうど大阪府池田市で小学生大量殺傷事件があった翌日，「先生，こんな夢を見てしまった」と持参したものが，「本人が草原を前にして刀を持って立ち尽くしている。その右の川に棺おけが流れている」という内容の夢（図12）。本人はかなりのショックを受けたが，筆者が夢の意味を解説。「夢は無意識の深い欲求とごく現実的なその日に目にしたものなどが，何気なく結合して形になっているものである。この夢の本質はあなたの症状に立ち向かおうという姿勢があらわれているのである」。この説明で吹っ切れたように本人の症状に対する洞察が深まっていった。

この頃までの経過を総括：引越しや退職騒動にともなう疲れから来るうつ状態はほぼ軽快した印象。以前から訴えのあった隣家の3匹いる犬の泣き声があまりにうるさいために落ちつけないことに着目。客観的な情報。かなりうる

Ⅵ. 疾病論

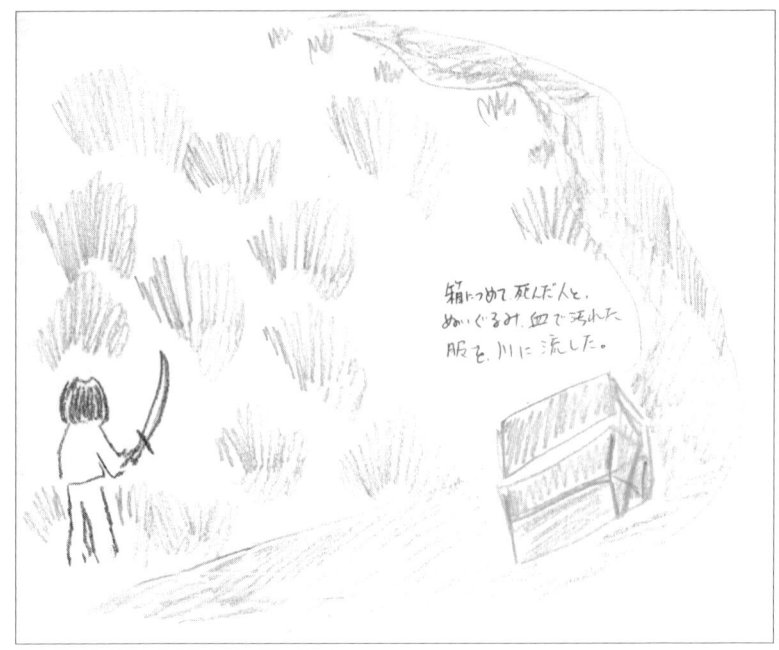

図12

さいようだが（朝早くから夜遅くまで），主人と子供（8歳の女の子）はそれほどこたえていない。本人には小さいとき大きなシェパードに追いかけられた恐怖体験がある。3軒続きの町営住宅で，本人宅が真中で犬のいる家が右端。他の家はかなり離れている。ごく近くに本人の実家があり，夜かなり遅くまで実家にいると気分は楽になっている。もともとずっと実家に住まっており，新居が実家を出るほぼ初めての経験。隣家は他所から移ってきた一家で，気心が知れず話し合うのは難しい状況。本人，主人の話しでは，犬に関する直談判は引っ越す覚悟がないとできない。今は引っ越す環境にない。実家に一度引き揚げる案を向けてみると，ひどく辛そうにする。何とか自分の新居で自立したい願望が強い。

　以上の状況より，ある程度本人の犬に対する脱感作が可能と考えて，おとなしい犬に触ることから始める系統的脱感作を試みる。同時に転居も念頭に置き，役場や父兄会などを通した隣家への環境調整も模索する。その過程で，国道を長い紐をつけたまま犬を散歩させているなどの泣き声以外の迷惑行為

E. 慢性疾患へのアプローチ

も確認。子供の友達のお母さんなどに困っていることを訴えて自分の居場所を広げる努力，犬がうるさいときに「うるさい！」と叫ぶ一種の断行訓練など，強迫傾向に対してもじわじわと治療が浸透している印象がある。

考察：投薬を中止すると調子が明らかに落ちる（こだわりが強くなる）ことが確認され，薬剤は，治癒感をもたらすまでにはいたらないが，十分に下支えをしていることがうかがえた。簡単に転居が許されない状況で，環境調整と行動療法とカウンセリングが奏効し，根本的な本人の強迫性障害における気づきと軽快傾向が得られつつある症例とみなしうる。

2001年11月現在，彼女自身は「昨年の今ごろは仕事の疲れや犬の鳴き声で落ち着けない自宅や強い薬による脱力感で絶望の底にいたが，現在は自分の心の中に少しずつエネルギーが満ちてきているのがわかる」と述べている。

ただ，自分の世界が広がる過程で，じっと閉じ込もっている時には控えられていた，知人からの「そんなに元気になっているのに，どうして働かないの？」とか，本人にとっては思いもよらない一言が浴びせられる可能性も高い。したがって，「それはあなたが元気になってきた一つの証拠だよ」と声をかけるなど，きめ細かなフォローをつづけなければ，かえって危険な面があることを心得ておく必要がある。

Ⅶ. 在宅医療

1. 介護保険導入への流れ

　高齢化社会の到来と行政による長期入院患者の在宅への誘導によって，在宅医療を取りまく状況は大きく変化しつつある。また，それは医療，保健，福祉を網羅した高齢化社会に対する包括的なシステム構築をうながすことにもなった。

　「日本の将来推計人口」によれば21世紀半ばには全人口の3人に1人が65歳以上になるという。寝たきり，痴呆および虚弱を合わせた要介護高齢者数は，2000年には280万人，2025年には520万人に達すると見込まれる。1995年国民生活基礎調査によれば，3年以上寝たきりの高齢者が53％，1年以上寝たきりが4分の3に達している。また，家族形態をみると，高齢者の4割が単独か夫婦同士で暮らしており，寝たきりの高齢者の介護は約5割が60歳以上の高齢者が行っている。

　筆者の在住する鳥取県においても，介護者の意見として，1992年には，自宅で自分と家族だけでの介護を希望するものが50.8％，自宅で公的サービスなどの利用を希望するものが43.4％，その他が5.8％であったのが，1997年には，それぞれ，28.9％，62.9％，8.2％と推移しており，公的サービスへの期待感が高まっていた。

　2000年4月に導入された介護保険法は，そこに横たわる諸問題に包括的に対処するためのものであるが，在宅においては，医療もその流れに沿った対応が求められる。

2. 介護保険における介護の実際の流れ

　在宅心身医療にはいくつか留意されなければならない大きな特徴があるが，そのほとんどは，患者が身動きできないため病院に来院できないことから派生

するものである。そして，その診療形態は，診察室での面接が困難なため，在宅現場における訪問精神療法が主体にならざるを得ない。また，介護家族自身の心身に関する相談事例も多いが，介護における実際の体力的負担，時間制約などの問題は，訪問看護，在宅ヘルプサービスなどの活用でかなり負担を軽減することができる。簡易精神療法とともに社会資源の積極的な活用が望まれる（表33）。

そして，そこには，重症度の調査—判定—取り組むべき課題の分析—ケアプランの作成—プランの実行—維持・管理，という行動医学の大きなモデルが含まれている。また，社会資源の活用は多職種による連携を前提としており，そこにはさまざまな新しい問題が含まれる。それはたとえば，それほど心理学的，医療的な訓練を受けないまま患者や家族に接するスタッフと家族またはスタッフ同士の葛藤として現れる。訪問看護婦，ホームヘルパーなどとの密接な連携を必要とした症例を通して，訪問精神療法と心身医学的な側面を中心にした在宅医療について若干の考察を加える。

表33　介護保険法におけるサービス

在宅サービス	訪問介護（ホームヘルプサービス） 訪問入浴 訪問看護 訪問リハビリテーション 訪問診療，訪問薬剤管理指導等 日帰り介護（デイサービス） 通所リハビリテーション（デイケア） 短期入所生活介護（ショートステイ） 短期入所療養介護（ショートケア） 痴呆対応型共同生活介護（グループホーム） 有料老人ホーム，在宅介護対応型軽費老人ホーム（ケアハウス）等 福祉用具の貸与
施設サービス	特別養護老人ホーム 老人保健施設 療養型病床群等

3. 症例呈示

患者：65歳，男性
主訴：呼吸困難，焦燥感
既往歴：10年来の気管支喘息，胃潰瘍
家族歴：妻と長男と同居。妻は腰痛で整形外科医院に入院中であったが，夫の要請により退院。長男は独身で日中は仕事のため家事，付き添いはほとんど不可能。
現病歴：気管支喘息に肺気腫を併発し，近くの総合病院で投薬中であったが，1993年5月11日，脳内出血で入院。9月14日に座位可能，伝い歩き可能の左半身不全麻痺の状態で退院。在宅ヘルプサービスを要請するとともに，近医が往診を開始したが，気管支喘息の増悪などのため，1994年1月25日に再入院。その後，MRSA感染が確認されたが，本人の希望強く，1995年4月21日に退院となる。座位かろうじて可能，歩行不能の状態で，再度在宅ヘルプサービスを要請し，腰痛で入院中の妻を呼び戻し，往診は当院が受け持つ。MRSA：2月は（＋），3月は（－）。
心理傾向：ほぼ寝たきり状態で，呼吸困難感が強く長い会話も困難なため，心理テストなど客観的検査はそぐわないと判断し，訪問面接により次のように洞察した。抑うつ状態があり，執着気質で，妻や長男には非常に依存的で時として攻撃的になる。妻は従順で，いつもびくびくしている。
臨床経過：治療を開始するにあたり，訪問看護婦，ホームヘルパーと表34

表34　在宅医療ヘルプ計画

○本人，妻ともに食事，排泄の世話が必要なため1日2回の訪問サービス。
○本人，妻，長男が精神的安定を得られるように援助する。本人が執着気質で些細なことで家族に当り散らすことに留意しながら，本人には主治医が週1回往診精神療法を施行し，妻は主に訪問看護婦，ヘルパーがサポートする。
○ウエルパス，イソジン消毒などMRSAに対する処置を徹底する。
○2週間に1度，主治医，訪問看護婦，ヘルパーが集まって問題点の整理のためのカンファランスを開く。

のような在宅医療ヘルプ計画を立てた。この中で，妻に特に大きな精神的負担がかかることが予想されたので，訪問看護婦，ヘルパーにも，妻への支援，受容，傾聴的な態度を徹底することを指示した。

　しかし，治療当初から一家の精神的安定を得ることは困難をきわめた。患者の「せっかく家に帰ったのに，何も思うようにならない。」という焦燥感が強く，同室でベッドを並べて寝ていて歩行もままならない妻に激しい怒りをぶつける。患者は，脳血管の状態は落ち着いているものの，呼吸困難が強く，在宅酸素療法，経口，吸入のβ2刺激剤，ステロイド剤，キサンチン製剤など大量の服薬もしており，妻の動きの悪さを考えると，緊急時の心配から，早々に両者の部屋を分けるのは躊躇された。

　患者は，主治医の前では比較的冷静で，短時間ならかえって妻よりも1週間の出来事などきちんと報告でき，主治医の指示やアドバイスにも耳を傾けていた。ただ，主治医が隣にいる妻に様子を聞いたり，ねぎらいの言葉を掛けたりすると，「余計なことをせんでいい。」とぶつぶつ言い始める。また，主治医の前で，妻が患者に意見をしたり，非難の言葉を発することはなかった。

　患者と妻の間にある問題は，訪問看護婦やヘルパーが妻のサポートをする時に，より明らかになった。訪問者が妻に言葉を掛けている間中，妻と，時によっては訪問者にも悪態をついている。主治医が患者に，「妻の協力なくしては在宅療養が成り立たないこと」，「精神的なものも含めた妻の状態いかんで自身の在宅療養が継続できるかどうかが決まること」を諭すと，「私もそう思う。」と受け答えるが，状況はあまり変わらなかった。そして，怒りなどの感情を表出できる患者の精神状態はそれほど悪化しないのと反対に，妻のうつ状態が進む傾向が認められた。

　在宅療養を開始して3ヵ月はそのような形で経過した。その間，当初の計画通りにいかなかったことの一つに2週間に1度のカンファランスがある。これは，主治医，訪問看護婦，ヘルパーが同一施設内にいる場合はそれほど問題にならないと思うが，それぞれが別の職場にいる時には，なかなか困難である。筆者らは，患者宅に連絡ノートを置いたり，電話連絡することで対処したが，やはり対応が後手回しになり，状況に影響を与えたものと思われる。

　3ヵ月経過して，妻の状態が良くないので，患者と妻の部屋を分けることを検討した。これは，3ヵ月の間，最初こそ何度か緊急呼び出しがあったが，そ

の後,全般的に,患者の身体的な状態が落ち着いていたことにもよる。

しかし,患者にこのことを提案したところ,当初,激しい抵抗を示し,承諾を得られなかった。仕方なく,そのままの状態でしばらく経過を観察していたが,抑うつ気分に不眠,食欲不振が加わり,妻のうつ状態がますます悪化してきた。

そこで,患者の翻意をうながす意味も含めて,妻を精神科に受診させることを検討した。その可能性があることを話しても,患者はまだ承諾しなかった。しかし,結局,1度受診したことで,患者も妻の状態に対する受容が進み,妻を別室に移すことに同意した。

9月2日,妻を別室に移して経過観察を始めた。主治医も患者との面接時間を長く取り,訪問看護婦,ヘルパーも患者の訴えをより丹念に聞くように指示した。しかし,怒りをぶつける対象を失った患者の気分はやや不安定になり,それに伴って身体状態も多少増悪傾向が認められた。逆に,妻の精神状態は,いくらか安定してきたように思われたが,患者のもがくような訴えに誘われて,別室から長い距離を移動して,付き添いの用事をするために,腰痛が相当悪化してきた。

結局,この腰痛悪化のため,妻が再入院を余儀なくされ,患者も在宅療養の継続が困難となり,同年10月25日,再入院となった。

在宅療養中,MRSA感染は認められず,再入院後も認められなかったようである。しかし,同年の冬季期間中に,気管支肺炎を患い,呼吸状態が一段と悪化した。1996年5月,やはり本人の強い希望によって短期間帰宅したが,すぐに再入院して,同年12月1日,呼吸不全のため死亡。

4. 考察

本症例では,気管支喘息患者に比較的多く見られる現実状況に相応しない情動刺激の受け止め方や対人関係,生活態度の歪みとして表出された症候である妻との分離不安,極度の執着が,患者と妻の経過に大きな影響を及ぼしたものと思われる。ただ,この症例の場合,入院中は明確な妻との分離不安が認められていたわけではないので,退院直後,患者が妻に怒りをぶつける形で感情を

4. 考察

処理する方法が定着する前に，両者の部屋を分けていれば，別の経過があり得たか，とも思われる．しかし，在宅療養開始当時の患者の身体状況，部屋を分けた後の妻の経過を考えると，いずれにしても難しい判断を要求されたことには違いない．

本症例のように，終末期に近い状態で，いわば「最後の願い」として在宅療養の希望が提示される場合，介護家族に根本的に調整不可能な形で大きな負担がかかることが多い．「最後の願い」であるから，敢えて家族も受けるのだが，予想外の負荷を受けるのである．それでも，一般に，身体管理の大変な症例は比較的短期間に再入院になったり，早い時期に終末を迎えることが多いので，家族も仕事上の時間調整などもやりやすく，大きな達成感を得られるケースも少なくはない．逆に，身体状態は落ち着いていても，生活管理が大変な症例は，手数や「自分の時間が持てない」，「自分の本来の仕事ができない」など時間の制約の問題で介護家族に大きな苦痛をもたらす場合がある．患者と介護家族のQOLを自己記入式の質問表を使って検討した調査によると，介護家族のQOLのスコアは在宅患者や入院患者に比べると良好だが，外来患者と同レベルで，一般女性群より悪い傾向にあるという．さらに，患者と介護家族の情緒適応には有意の相関が認められ，情緒面でお互いが影響し合う結果，介護家族が大きな負担に悩んでいることがスコアの上でも確認されている．そのため，時間的，物理的な負担を軽減してくれるものとして，ホームヘルプ活動などの公的サービスへの期待は大きい．

そのようなことから，介護保険法のもとでは，介護にかかわるスタッフが集まるケアカンファレンスが半ば義務化して組み込まれている．しかし，現実的には，在宅介護の現場で，これが効率良く，有効に遂行されるのはかなり困難である．でも，多職種による連携を必要とする在宅療養で混乱を避けるためには，カンファランスなり何らかの意思統一を築く作業は必要である．強制力が働くことによって，スタッフの属する各職場の合意は得やすくなると思われたが，2001年，介護保険法が施行されて1年経過した時点でも，この問題は十分に解決されていない．

本例でも，当初は2週間に1度程度スタッフ全員が集まる予定にしていたのだが，それぞれが自分の所属する職場の過密な日程で動くため，全員集まっての有効な話し合いはなかなか持てなかった．しかし，特に心身医学的な相談事

Ⅶ．在宅医療

例においては，患者とスタッフとの葛藤，患者の操作にスタッフが乗って操作されてしまうケースは多くなることが予測される．本例において妻を別室に移すのが手間取ったのも，主治医を含むスタッフが患者の操作に乗ってしまった結果と考えられなくはない．

また，介護家族とスタッフとの葛藤，家族が仕掛けてくる操作への対処を考えなければならないケースも多い．本例ではあまり目立たなかったと思うが，この家族の操作を見落とすと，患者に非常に不利に働く場合が少なくない．これは，圧倒的に不利な立場にある寝たきり患者へのいじめ，虐待という形で現れることが多い．本症例では，逆に，妻が患者である夫にきちんと意思表示ができるように行動様式を変えていく必要があったものと思われるが，いずれにしても，家族力動に深く根ざした問題であるためなかなか対応が難しい．ただ，筆者の経験では，あまり洞察的，説教，非難的にならず，家族にサポーティブに接する方がよいように思う．つまり，虐待とみえるものも，家族の不可効力によるものがほとんどで，これを非難するよりは，患者を早期に施設収容する方向で動くなり，現実的な方向で動く方がよい結果を得られやすいのである．

さらに，それほど心理学的な訓練を受けないまま患者や家族に接するスタッフの個人的な葛藤，スタッフ同士の葛藤が深刻な問題となる場合もある．特に，患者や家族に人格障害などがあり，操作的な言動が目立つとき，この傾向が強くなる．また，逆に，訓練を受けていないスタッフが，「土足のままで他人の家に上がり込む」形になって困るという家族からの相談事例もある．これなどはスタッフの教育の問題である．スタッフの心身医学的教育も大きな課題となってくる．

そして，このような在宅医療現場でのチーム医療におけるいわば構造上の問題とともに，訪問による精神療法の特徴と問題点についても触れてみたい．

訪問の利点と弱点はともに，治療者が診察室の中で洞察するのではなく，生活の現場に踏み込むことによってもたらされる．在宅医療に限らず，診察室内で洞察していることと現場の状況が一致していないのではないかという不安を抱くことがある．これは，生活環境が患者に決定的影響を与えていることが強く疑われ，環境の調整を必要とする場合，特に大きな問題になる．

在宅では，たとえば，ほとんど歩行できないのに，便器の位置がベッドから遠かったり，寝室が他の家族から遠い場所にあったり，というようなことでう

つ状態が進むことが少なくない。これらのことは，家族も案外気づきにくく，治療者が心身医学的な視点を持って観察して，初めてわかることも多い。しかし，介護上の問題が，主に患者と家族との対人関係にあるにもかかわらず，患者あるいは家族が家族力動への介入は拒否して，一般的な身体介護のみ望むことがある。これも，家族全体への深い配慮がなされなければ，軽々しい介入は避けなければならないことが多い。「よかれ」と思って家族に対して注文を続けていたところ「お嫁さんが出ていった」などということになりかねない。でも，この場合も，介護チームは生活現場に踏み込んで，直接に患者の「愚痴」を聞くことになるので，スタッフに必要以上の感情移入が生じ，前節でも述べたように，スムーズな介護が難しくなることがある。そのため，チーム全体の不全感が大きくなるようなら，家族病理そのものにも踏み込まざるを得ないことがある。

　もうひとつの大きな利点として，家族が介護上の相談以外の慢性疾患で通院してきているときに，介護の現場をみることによって，その病気における生活環境上の要因が洞察できることがある。患者といつも顔を合わせているため介護上のさまざまな相談も請けやすいということも含めて，かかりつけ医が現場を観察することによってもたらされる情報は大きな意義を持つ。

　以上，多職種による連携を必要とした一症例を通して，訪問を中心とする在宅医療における心身医学的な問題点を概観した。介護保険法の導入によって，よい方向に向かうことが予想されるもの，かえって混乱が深まる心配のあるものなど，さまざまな展開が予測される。いずれにしても2001年現在で見る限り，治療者が心身医学的な視点から介入しなければならない問題は今後ますます増加し続けるものと思われる。

5. 実地医家の立場

　プライマリケア医，特に家庭医は，患者の家庭生活など社会背景をごく近距離で観察できる利点を持つ。これは，生活習慣にかかわる慢性疾患の管理だけでなく，在宅医療を中心に学校保健，産業衛生とあらゆる社会のネットワークの中で保健，医療の中心的な役割を担い得ることを意味する。一方で家庭医は，

Ⅶ. 在宅医療

患者と距離が近すぎることから派生する問題，時間的制約など単独で治療を完結するには多くの制約，弱点を有している。

家庭医は，在宅医療においてはヘルパーや訪問看護婦から，また産業衛生や学校保健においてはカウンセラーからさまざまな情報を受け取る「受動的情報」の受信者であることが多く，逆に病診連携においては情報の発信者となることが多い。家庭医はまさに医療情報のネットワークの中でキーパーソンとしての役割を果たさなければならない立場にいる。

したがって，医療，保健，福祉における社会資源を十分に把握し，活用し，交流することが大切である。ただ，すべての事例に対して積極的にかかわることは，時間的制約などの問題でやや無理だろうと思われる。そこで，在宅医療を例に取れば，ヘルパーや訪問看護婦から十分な情報を取って，調整役に回ることが望ましい場合も多い。この際，プライマリケア医が心身医学的な洞察技法の習得，行動医学的な取り組みへの理解を深めることは非常に大きな意義を持つ。また，心身医療の技法そのものも，さまざまな現実場面に適応すべく変化を遂げなければならないだろう。

文　献

1) 佐治守夫：カウンセリング入門．国土社，1966
2) 村瀬孝雄：いかに為すべきか，いかにあるべきか—ロジャースの人間観について．心理療法の探求．有斐閣，1984
3) 小此木啓吾：精神療法の構造と過程．精神分析セミナー1巻：pp1-84，岩崎学術出版社，1981
4) 加藤尚武，加茂直樹（編）：パターナリズム，生命倫理学を学ぶ人のために．pp65-96，世界思想社，1998
5) 秋山秀樹：日本のインフォームド・コンセント．講談社，1994
6) 赤林　朗ら：ストレス社会と「生命倫理」，現代的ストレスの課題と対応．現代のエスプリ別冊：pp249-260，至文堂，1999
7) 柏木哲夫：死にゆく患者と家族への援助—ホスピスケアの実際．医学書院，1986
8) Donna R Falvo/津田　司（監訳）：上手な患者教育の方法．医学書院，1992
9) 筒井末春，中野弘一：新心身医学入門．南山堂，1996
10) 筒井末春：行動科学概論．人間総合科学大学，2000
11) 浅井昌弘：ストレスをめぐる問題．現代精神医学体系，年刊版89A．中山書店，1990
12) Razarus RS/林俊一郎（編訳）：ストレスとコーピング—ラザルス理論への招待．星和書店，1990
13) Beck,A.T./大野　裕（訳）：認知療法．岩崎学術出版社，1990
14) 坂野雄二：認知行動療法．日本評論社，1995
15) Bandura,A.：Self-efficacy，Toward a unifying theory of behavioral change，Psychological Review，84，pp191-215，1977b
16) 神村栄一：ストレス対処の個人差に関する臨床心理学的研究．風間書店，1996
17) Caballo,V.E.：International Handbook of Cognitive & Behavioral Treatments for Psychological Disorders，Pergamon，1998
18) 山脇成人（編）：感情障害と神経・免疫・内分泌—脳の世紀に向けて—．新興医学出版社，1997

文　　献

19) 小此木啓吾，妙木浩之（編）：精神分析と乳幼児精神医学，精神分析の現在．現代のエスプリ，至文堂，1995
20) 皆川邦直：青春期・青年期の精神分析的発達論，青年の精神病理2（小此木啓吾編）．pp43-66，弘文堂，1980
21) 橋本雅雄：成人・中年期の精神療法，精神分析セミナー＜Ⅳ＞（小此木啓吾編）．pp241-265，岩崎学術出版社，1985
22) 波多野完治（編）：ピアジェの発達心理学．国土社，1965
23) 前田重治：心理療法の進め方．創元社，1978
24) Tom,J.Wachtel & Michael,D.Stein/津田司，伴信太郎（監訳）：外来診療実践ガイド．メディカル・サイエンス・インターナショナル，1999
25) 河野友信，末松弘行，新里里春（編）：心身医学のための心理テスト．朝倉書店，1990
26) 土居健郎：新訂　方法としての面接．医学書院，1992
27) 宮田敬一（編）：ブリーフセラピー入門．金剛出版社，1994
28) 大谷　純：向精神薬を処方する際の注意．臨床と薬物治療，15（10）：pp831-834，1996
29) 大谷　純：ストレス管理におけるニューフェイスたち—日常診療に役立つ心身医学的アプローチ．医学のあゆみ，191（9）：pp885，1999
30) 筒井末春：実地臨床に役立つうつ病治療の新しい展開—SSRIsを中心に—．ライフサイエンス，1999
31) American Psychiatric Association/髙橋三郎，大野裕，染矢俊幸（訳）：DSM-Ⅳ　精神疾患の分類と診断の手引き．医学書院，1995
32) 並木正義：内科からみたうつ病—身体症状を中心として—．心身医学18：pp15-20，1978
33) 飯島克巳：「問診・面接のコツ」外来でのコミュニケーション技法．日本医事新報社，1995
34) 笠原　嘉：軽症うつ病の臨床から．心身医学30：pp241-249，1990
35) 笠原　嘉，木村　敏：うつ状態の臨床的分類に関する研究．精神神経学雑誌77：pp715-735，1975
36) Kielholz,P/清水　信（訳）：抗うつ薬のスペクトラム，臨床精神医学7：pp807-814，1978

37) American Psychiatric Association：Practice guideline for the treatment of patents with major depressive disorder（revision），Am J Psychiatry,157,4（suppl），2000
38) Stahl S M.：Psychopharmacology of antidepressants,Martin Dunitz,London,1997
39) Hirshfeld R M, et al/高橋祥（訳）：不十分なうつ病治療―全米躁うつ病協会の共通認識．JAMA日本語版，8，pp95-105，1997
40) 野村総一郎：内科医のためのうつ病診療．医学書院，1998
41) 坪井康次ら：うつと身体疾患のとらえ方―神経系，内科で診るうつ診療の手引き（久保木富房編）．ヴァンメディカル，pp26-29，2000
42) Maldonado,J.L.et al： Depression and its treatment in neurological disease,Psychiatry Annals, 27, pp341-346, 1997
43) 筒井末春（編）：抗うつ薬の進歩．医薬ジャーナル社，1992
44) 越野好文（編）：SSRIとパニック障害．ライフサイエンス，1999
45) 上松正行ら：パニック障害の臨床研究―遺伝と環境．心身医学35（4）：pp282-286,1995
46) 大谷　純：循環器領域―日常診療に使える自律訓練法．心身医療2（2），pp53-57，1990
47) 久保木富房ら：パニックディスオーダーの治療―薬物治療．日医雑誌121（2）：1999
48) 大野　裕：パニックディスオーダーの治療―認知療法．日医雑誌121（2）：1999
49) 上島国利（編）：SSRIとOCD．ライフサイエンス，1999
50) 飯倉康郎：強迫性障害の治療ガイド．二瓶社，1999
51) 成田善弘：強迫症の臨床研究．金剛出版社，1994
52) 山上敏子：行動療法2．岩崎学術出版社，1997
53) 大谷　純：心身医療は患者さんをどこまで癒せるか―実地医療における心身医療の実践．日本心療内科学会誌4（2）：2000
54) 中津守人ら：開業医と地域中核病院との病診連携の利点と問題点．Jpn. J, Primary Care 21（3）：pp263-267，1998
55) 竹内孝仁：ケアマネジメント．医歯薬出版，1996
56) 大谷　純：多職種による連携を必要とした在宅の1例．心療内科3： pp383-

文　　献

386, 1999
57) 吾郷晋浩：気管支喘息と心理的因子．臨床と研究 69： pp1448-1451, 1992
58) 真島一郎ら：人格傷害を背景にした難治性気管支喘息の1例．心療内科 2：pp410-413, 1998
59) 小橋紀之ら：長期在宅患者とその介護家族のクオリテイ・オブ・ライフ(QOL)．Jpn、J. Clinical Rehabilitation, 4 (3) pp284-287, 1995
60) 大谷　純：在宅ケアの家族の心身医学的側面．治療 80 (6)：pp99-101, 1998
61) 大谷　純：癒しの原点―心療内科医の覚書き．日本評論社, 2001

おわりに

　私の医師としてのキャリアは、内科医として勤めながら抗アレルギー薬の研究に携わった期間、心身医学の専門医として過ごした時期、そして開業医として実地医療に携わる現在と、ほぼ3等分される。本の内容はそんな私のキャリアが反映されていると思う。プライマリケアの中心的な領域である慢性疾患の分野には、もっと心身医学的な視点が導入されてよいと思う。そのためには、ある病気が心身症であるかどうかにこだわるのでなく、健康保持に対する考え方そのものの中に、心身医学的な洞察、行動医学的な対応が緩やかな形で浸透していけばよいと思う。この本がその一助になれば幸いである。

　多くの著作，文献を参考にさせていただいたが、参考文献としては、文中、直接参考にさせていただいたものとプライマリケアの医師が手にするとよいのではないかなと思えるものをあげるにとどめた。

　最後に、この本を執筆する機会を与えてくださった東邦大学名誉教授 筒井末春先生に深く感謝致します。

索引

あ

IL-1　15
IL-6　15
愛研式乳幼児簡易検査　41
アイコンタクト　36
ICD-10　72
ICD分類　63
アイデンティティ　31
アイデンティティ　クライシス　32
IBQ　41
アカシジア　80
空の巣症候群　34
アドレナリン　14
アナフラニール　79, 85
アビリット　80
American Psychosomatic Society　18
アモン　19
アルコール依存　89
アルコール依存症　89
α_1アドレナリン受容体　79
α_2アドレナリン受容体　79
アレキサンダー　18
アレキシシミアスケール　41
アルファ波　20
アンビバレント　29

い

移行対象　19
ECL　44
意識　22
いじめ　112
一次的評価　16
一般心理療法　49
遺伝子転写障害　80
イミドール　79
イミプラミン　79
イメージトレーニング　98
医療モデル　11
陰性転移　4
インターフェロン　15
インタビュー　36
インターロイキン-1　15
インターロイキン-6　15
インテーク面接　101
インフォームド・コンセント　9

う

ヴィゴツキー　30
ウィニコット　19
ウィロビー人格評定表　41
ウォルピ　53
うつ病　1

うつ病性障害　72

え

ACTH　14
ADL　34
HAM-D　41
HDS-R　41
HPA-axis　14
エゴグラム　41, **44**
エストロゲン　32
SRQ-D　41
SSRI　**57**, 78
SNRI　78
SCT 文章完成法　41
STAI　41
SDS　41
エディプス期　31
エディプス・コンプレックス　31
NIH　59
NK 細胞　15
NPY　15
NUD　77
エホバの証人　8
MINI-D　41
MAS　41
MRSA 感染症　108
MMPI　41
エリクソン　27
エリス　56
LH　32

LH-RH　32
遠感覚器官　28
エンケファリン　15

お

置き換え　5
OCD　94
おっくう感　66
大人用 WAIS-R　41
オピオイドペプチド　15
open ended question　37
オペラント条件づけ　23
温感練習　49
温度補償性　20

か

介護家族　111
介護保険法　106
介護老人保健施設　99
外向性　44
階層　37
回避反応　52, **96**
過換気症候群　32
可逆性　30
学習障害　30
学習性無力感　25
学習理論　23
学童期　30
下垂体　14

家族構造　26
家族力動　113
家族理論　25
家族歴　37
活動記録表　87
学校医　99
学校保健　113
葛藤反応型うつ病　76
家庭崩壊　1
カテコールアミン　48
カートン　67
過敏性腸症候群　32
仮面うつ病　63
カルテ開示　9
簡易精神療法　49
感覚運動期　29
感覚遮断　22
患者評価グリッド　39
感情移入　113
感染　14
冠動脈疾患　14
間脳　32
鑑別診断性　37

き

既往歴　37
気管支喘息　14
気管支喘息判定テスト　41
気管支肺炎　110
偽循環性分裂病　76

胸腺　15
気分障害　68
気分変調症　77
気分変調性障害　72
基本公式　49
逆制止現象　53
虐待　112
逆転移　4
逆転条件づけ法　55
キャノン　13
QOL　111
強化因子　52
共感的理解　3
共生期　28
強迫観念　94
強迫行為　94
強迫症状　67
強迫スペクトラム障害　94
強迫性緩慢　94
強迫性障害　1，56，**94**
恐怖　37
恐怖刺激　94
恐怖症　52
恐怖体験　104
虚血性心臓病　34
虚弱　106
去勢不安　31
起立性調節障害　33
近感覚器官　28
緊急反応　13

く

closed question　37
クロプラミン　79
群性体　30

け

ケアハウス　99
ケアプラン　107
警告反応期　13
系統的脱感作　53
系列化　37
計画機能　22
形式的操作期　29
月経異常　38
月経周期　20
ケミカルメディエーター　76
ゲーム分析　44
原因帰属　25
幻覚　22
健康生活教育　99
言語的説得　25
現実検討能力　23
見当識障害　22
現病歴　37

こ

交感神経　13

合成性　30
肯定的配慮　3
行動医学　1
行動形成法　54
行動公式　52
行動日誌　49
行動特性　96
行動分析　52
行動変容　8, **30**
行動療法　23
抑うつ気分　66
抗うつ薬　8
高血圧　8, **14**
高血圧症　34
抗コリン作用　78
抗コンフリクト作用　56
高脂血症　8, **34**
交渉モデル　97
口唇期　31
構造分析　44
更年期障害　34
抗不安薬　11
高齢化社会　106
合理化　5
交流分析　44
肛門期　31
5月病　34
呼吸不全　110
国際疾病分類　72
国立衛生研究所　59
国民生活基礎調査　106

後シナプス部神経細胞　80
個体化期　28
子ども用WISC-R　41
コーピング・スタイル　16
コルチコトロピン放出因子　14
コルチゾール　14

さ

再接近期　29
サイトカイン　15
在宅医療　1
在宅酸素療法　109
在宅心身医療　106
催眠　22
催眠健忘　23
催眠法　22
サーカディアンリズム　20
作業記憶　34
三環系抗うつ薬　78
産業医　99
産業衛生　113
漸進的弛緩法　54

し

ジアゼパム　56
CRF　14
JMI　41
GHQ　41
CMI　41

シェロング起立試験　47
自我境界　19
自我構造　44
自我心理学　27
自我同一性　30
自己決定　9
自己非難　6
視交叉上核　20
支持　46
支持療法　49
自己言語化法　56
自己効力感　24
自殺念慮　67
思春期心身症　32
視床下部　14
視床下部室傍核　14
事象関連電位　48
自傷行為　32
シータ波　20
失感情症　18
実験心理学　22
GDS-15　41
自伝的記憶　34
児童期　30
シフネオス　18
自閉期　28
自閉症　30
自律神経機能検査法　47
社会的学習　23
社会再適応スケール　17
社会的スキル訓練法　56

社会的適応性　44
Journal of Psychosomatic Medicine　18
重感練習　49
執着性格　87
自由連想法　36
熟眠障害　38
主訴　37
出社拒否　52
受動的情報　114
受容　49
シュルツ　49
循環型うつ病　76
準備因子　52
準備性　27
昇華　5
消化性潰瘍　14
消去動作　49
上昇停止症候群　34
昇進うつ病　34
象徴化　19
象徴モデリング　55
情動的喚起　25
情動的反応　40
情報伝達性　37
食行動調査表　41
ショック相　13
自律訓練法　11, **49**
自律神経失調症　63
自律神経症　18
自律性　20

CYP　80
心因性嘔吐　32
人格変数　25
心気的　8
神経症性固定　92
神経性過食症　32
神経性食欲不振症　32
神経伝達物質　14
真実性　3
心身症　18
新生児期　28
身体的依存　8
身体表現性障害　68
心電図R-R間隔変動係数　47
心電図起立試験　47
心理学的ストレスモデル　16
心理学的重症度　39
心理テスト　40
神話軸　8

す

遂行行動　25
随伴刺激　52
睡眠　19
睡眠覚醒リズム　57
睡眠障害　38
睡眠段階　20
睡眠紡錘波　20
スキナー　23, **54**
スキナー箱　24

スキーマ　86
ストレス　4, **12**
ストレス・コーピング　16
ストレス・マネージメント　16
ストレッサー　12
スルピリド　80
スローネス　94

せ

性格反応型うつ病　76
生活習慣病　34
性器期　31
制酸剤　83
成人期　30
精神性欲的発達段階　30
精神遅滞　89
精神分析　17
精神分析派　4
性腺刺激ホルモン　32
生体変数　52
成長モデル　11
性的逸脱　32
性的反応　54
性的本能　31
制吐剤　83
青年期　30
青斑核　14
生物リズム　20
セカンドオピニオン　9
摂食障害　56

セディール　56
セリエ　12
セリグマン　25
セルフ・エフィカシー　24
セルフモニタリング　89
セロトニン受容体　56
セロトニン・ノルアドレナリン
再取り込み阻害薬　78
先行刺激　52
前シナプス神経細胞　79
選択的セロトニン
再取り込み阻害薬　78
選択的注意集中　22
先端医療技術　9
全般性不安障害　90
潜伏期　31

そ

双極性うつ病　89
双極性障害　72
総合診療部　77
ソーシャル・サポート　16
早朝覚醒　38
相補医療　59
ソマトスタチン　15

た

大うつ病性障害　72
胎芽期　27

退行　**5**，30
胎児期　27
代償　6
対象関係論　27
対象恒常性　29
対象喪失　6
代替医療　59
大脳辺縁系　14
大脳誘発電位　48
ダイノルフィン　15
タイプA　93
タイプC　98
タイミング　27
タイムアウト法　54
代理決定　10
代理的経験　25
多愁訴　8
他者非難　6
妥当性尺度　41
WHO　72
ターミナルケア　10
単極性うつ病　76
断行訓練　54
断行行動調査　41
男根　31
タンドスピロン　56

ち

父親転移　4
チトクロームP-450　80

痴呆　106
中高年雇用促進法　33
聴覚脳幹反応ABR　48
調節　30
治療構造　77

つ

津守・稲毛式乳幼児精神発達診断法　41

て

手洗い強迫　94
デイリー・アップリフト　16
デイリー・ハッスル　16
TEG　44
DSM分類　63
DSM-Ⅳ　72
TMI　41
抵抗期　13
適応障害　**30**，56
出来事記録表　87
適時性　27
デジレル　85
テストステロン　32
テトラミド　79，**85**
デプロメール　80
デルタ波　20
転移　4
伝達機能障害　80

展望記憶 34

と

同一性 30
同一性拡散 30
同化 30
同期現象 28
同調性 20
糖尿病 34
逃避 5
ドグマチール 80, **85**
トークン・エコノミー法 55
ドパミン₂受容体 80
途中覚醒 38
トフラニール 79, **85**
トラウマ 23
トランス状態 23
トリプタノール 85
トレドミン 79

な

内因性うつ病 76
内向性 44
内潜モデリング 55
内分泌テスト 47

に

二次的評価 16

2次リンパ組織 15
日常生活高揚 16
日常生活混乱 16
日本心身医学会 58
乳汁分泌 80
neutral question 37
入眠障害 38
ニューロペプタイドY 15
乳児期 30
尿中 17-OHCS 48
認知過程 15
認知機能 23
認知行動療法 55
認知再構成法 56
認知心理学 22
認知の歪み 25
認知療法 25

ね

寝たきり 106

の

脳科学 22
脳機能 15
脳死判定 48
脳内出血 108
脳内ペプチド 14
脳波 48
ノルアドレナリン 14

ノンコンプライアンス 1
ノンレム睡眠 21

は

bio-psycho-socio-ethical 10
バイオフィードバック法 56
肺気腫 108
背景公式 49
排尿困難 38
バウムテスト 41
パキシル 80
パーキンソン症状 80
曝露反応妨害法 94
パーソナリティ 30
パターナリズム 9
発達課題 27
発達理論 27
パニック障害 1, 56, **90**
母親転移 4
パブロフ 23
ハミルトン評価尺度 43
パロキセチン 80
般化 30
反ショック相 13
判断過程 16
汎適応症候群 13
バンデューラ 24
反動形成 6
反応性うつ病 77
反応妨害 96

バーンリューダ自己充足尺度 41

ひ

悲哀（喪）の仕事 6
悲哀反応 76
ピアジェ 29
被暗示性 23
P-Fスタディ 41
BDS 41
ヒスタミン受容体 79
ヒステリー性転換 17
脾臓 15
引越しうつ病 34
否定的自動思考 86
否認 5
疲はい期
広場恐怖 91
肥満 34
ヒルガード 22
ヒロイズム 9
標的症状 37
病前性格 76
表面レセプター 15

ふ

不安 37
不安階層表 53
不安自覚点数 52
不安障害 68

不安神経症　18
副腎髄質　13
副腎皮質系　14
服薬拒否　8
服薬コンプライアンス　7
不定愁訴症候群　77
不適応行動　23
フランス学派　29
フルボキサミン　80
フロイト　17
プロエンケファリン　15
プロダイノルフィン　15
分化期　28
文化軸　8
分離―個体化過程　18
分離不安　29

へ

米国精神医学会　72
β-エンドルフィン　15
ベータ波　20
β-ブロッカー　94
ベック　56
ベルナール　13
変性意識状態　22
ベンゾジアゼピン系薬剤　7

ほ

訪問看護婦　107

訪問精神療法　107
防衛機制　4
ボーエン　26
母子生活支援施設　99
保証　49
ホームズ　16
ホームヘルパー　107
ホメオスターシス　13

ま

マイクロバイブレーション　47
マクロファージ　15
マプロチリン　79
マーラー　28
慢性関節リウマチ　14
慢性疾患　1
慢性蕁麻疹　14
慢性疲労症候群　77

み

ミアンセリン　79
ミドルエイジシンドローム　34
ミニューチン　26
ミルナシプラン　79

む

ムスカリン受容体　79

め

瞑想　22
免疫グロブリン　15
免疫担当細胞　15
メランコリー型性格　87

も

もえつき症候群　34
モデリング　23
モノアミン　79
問診　36

や

薬学的パラメータ　82
薬物乱用　89
役割行動　4
役割的行動　23
矢田部―ギルフォード性格検査　44

ゆ

憂うつ感　66
誘発因子　52
遊技期　30

よ

幼児期　30
陽性転移　4
予期機能　24
抑圧　5

ら

来談者中心療法　3
ライフ・イベント　16
ライフ・ステージ　27
ライブモデリング　55
ラザルス　16
ラポール　36
卵胎期　27

り

リエゾン・コンサルテーション　9
力動精神医学　18
リサモール　83
離人症状　67
リビドー　31
リンパ球　15

る

ルジオミール　79，85
ルボックス　80

れ

レイ 16
レスポンデント条件づけ 23
レスリン 85
レディネス 27
レビンソン 33
レベル診断 39
レム睡眠 21
連同性 30
練習期 28
連続性 27

ろ

老人介護 35
老年期 30
老年後期 35
老年前期 35
ロジャース 3
ロールシャッハテスト 41

わ

Y-Gテスト 41
ワロン 30

著者略歴

大谷　純（おおたに・じゅん）

1954年　鳥取県に生まれる。
1980年　岡山大学医学部卒業。医学博士号取得後（免疫アレルギー分野），東邦大学心療内科で心身医学を専攻。
現在，大谷医院院長，くらしき作陽大学講師（非常勤，心身医学）。

主な著書『癒しの原点―心療内科医の覚え書き』（日本評論社）
　　　　　『心身医学のための心理テスト』（分担執筆，朝倉書店）
　　　　　『メンタルケース・ハンドブック』（分担執筆，中央法規出版）
　　　　　『バイオフィードバック―実践のためのガイドブック』（共訳，新興医学出版社）　　　　　　　　　　　　　　　　　　　　　　　　　　　など

ⓒ2002　　　　　　　　　　　　　　　　第1版発行　2002年2月20日

プライマリケアと心身医療

定価（本体2,400円＋税）

検印省略	
著　者	大　谷　　　純
発行者	服　部　秀　夫
発行所	株式会社 新興医学出版社

〒113-0033　東京都文京区本郷6丁目26番8号
電話　03（3816）2853　　FAX　03（3816）2895

印刷　株式会社 藤美社　　ISBN4-88002-445-7　　郵便振替　00120-8-191625

・本書の複製権・翻訳権・譲渡権・公衆送信権（送信可能化権を含む）は株式会社新興医学出版社が所有します。
・**JCLS**〈（株）日本著作出版権管理システム委託出版物〉
　本書の無断複写は著作権法上での例外を除き禁じられています。複写される場合は，その都度事前に（株）日本著作出版権管理システム（電話03-3817-5670，FAX 03-3815-8199）の許諾を得てください。

◆東邦大学名誉教授 筒井末春監修 心身医療シリーズ

がん患者の心身医療
筒井末春(東邦大学名誉教授)・小池眞規子(国立がんセンター東病院臨床心理士)
波多野美佳(東邦大学医学部心療内科)/共著
A5判 148頁 定価(本体 3,500円+税)ISBN4-88002-417-1
　＊がん患者の心理・社会的側面に目を向け全人的医療に関するコンセプトと実際の診療事例、臨床心理の立場から死後の家族への援助も含めて事例を紹介。

消化器疾患の心身医療
芝山幸久(芝山内科副院長・東邦大学非常勤講師)/著
A5判 156頁 図19 表27 定価(本体 3,500円+税)ISBN4-88002-418-X
　＊1章 消化器科医を含む内科医に必要な心身医学の基本的トピックス
　＊2章 消化器心身医学の臨床的課題
　＊3章 具体的事例

摂食障害の心身医療
中野弘一(東邦大学医学部心療内科教授)
A5判 121頁 図13 表23 定価(本体 2,600円+税)ISBN4-88002-439-2
　＊摂食障害の数少ない専門家による診療例を中心にまとめた中身の濃い1冊。

登校拒否と心身医療
武居正郎(武蔵野赤十字病院小児科部長)/編集
武居正郎・松本辰美(東海大学精神科)・杉浦ひろみ(公立小学校教諭)
・今泉岳雄(武蔵野赤十字病院心の相談室)/共著
A5判 136頁 図表23 価格(本体 2,900円+税)ISBN4-88002-421-X
　＊不登校を小児科医、小児精神科医、教師、臨床心理士の立場から具体的症例
をまじえて書いた1冊。

老年期の心身医学
大下敦(府中恵仁会病院部長)/著
A5判 126頁 図17 表30 定価(本体 2,900円+税)ISBN4-88002-433-3
　＊老年期のヘルスケア、ターミナル期の患者への心身医学的アプローチを紹介。

異文化ストレスと心身医療
牧野真理子(国際協力事業団 JICA 健康管理センター顧問医)/著
A5判 93頁 図7 表8 定価(本体 1,900円+税)ISBN4-88002-444-9
　＊国際社会における異文化ストレスによる健康障害が重視されている。
実際の多くの症例の中から心身症に焦点をあて解説。

プライマリケアの心身医療
大谷純(大谷医院院長・東邦大学医学部心療内科)/著
A5判 119頁 図12 表33 定価(本体 2,400円+税)ISBN4-88002-445-7
　＊家庭崩壊や精神的問題につながる慢性疾患や在宅医療などプライマリケ
ア医と心療内科医が同じフィールドで共有すべき課題についてまとめた1冊。
疾病論としてうつ病・パニック障害・強迫性障害を取上げた。

心身症と心理療法
中島弘子(中島女性心理療法研究室)編著
佐々好子(東邦大学心療内科)・中野博子(人間総合科学大学)・島田凉子(人間総合科学大
学)・太田大介(聖路加国際病院)/共著
A5判 133頁 図15 表2 (定価 2,800+税) ISBN4-8802-447-3
　＊心身症医療の基本から精神分析的精神療法、クライエント中心療法、芸術療法、
交流分析、ゲシュタルト療法、集団療法、森田療法などを紹介。多くの症例をまじえ
治療の新しい展開に役立つ1冊。

株式会社 新興医学出版社
〒113-0033　東京都文京区本郷6-26-8
Tel 03(3816)2853　　Fax 03(3816)2895
HP http://www3.vc-net.ne.jp/~shinkho
E-mail shinkho@vc-net.ne.jp